Erfahrungen
und
Untersuchungen
über den
Menschen.

Von

Karl Franz von Irwing,

Oberconsistorialrath, wie auch Rath bey den Directorien des Joachimsthalischen Gymnasiums und der Domkirche.

Erster Band.

Zweyte vermehrte und verbesserte Ausgabe.

Berlin,

im Verlage der Realschulbuchhandlung.

1777.

Anzeige
wegen der zweyten Ausgabe.

So sehr auch ein Autor, welcher Achtung gegen das Publicum hat, die Verbindlichkeit fühlt, seine Schriften so lange er lebt zu verbessern, und so gegründet auch sein Recht ist, bey einer neuen Ausgabe derselben, Veränderungen damit vorzunehmen, so ist doch auch auf der andern Seite nicht zu leug-

leugnen, daß das Publicum gewisse Einschränkungen dieser Freyheit zu erwarten Grund für sich hat. Beyde Theile sind darüber schon mehr als einmal abgehört, ihre Gründe in Erwägung gezogen, und sie verurtheilt oder losgesprochen worden, je nachdem der Gesichtspunkt gefaßt, und diese oder jene Gründe für entscheidender angenommen worden. Noch ist kein sichres Uebereinkommen getroffen, wie weit diese Rechte von einer und der andern Seite gehen sollen; und ich muß es mir gefallen lassen, wie ich in Absicht der mit diesem ersten Bande vorgenommenen Veränderungen werde beurtheilt werden.

Das Vornehmste derselben betrift die Lehre von der Thätigkeit der Seele, welche in der vorigen Ausgabe vom §. 88. ihren Anfang nimmt. Diese habe ich hier etwas weiter ausgeführt, weil ich fand, daß das, was ich noch davon zu sagen hatte, seinen Platz besser hier als in der Folge, wohin ich es anfänglich bestimmt hatte, erhalten würde. Ich weiß aber auch, daß ich das nicht eher selbst recht wahrnehmen konnte, bis ich mit der wirklichen Ausarbeitung des zweyten Bandes beschäftiget war; denn ich arbeite nicht nach einem bis ins Einzelne schon entworfenen Plan, sondern nur nach einem ziemlich allgemeinen Leitfaden. Ich hoffe entschuldiget zu werden, zumal ich nun schon in meiner Materie so weit fortgerückt bin, daß ich versprechen kann, nicht wieder in ähnliche Verlegenheit zu gerathen.

Die übrigen Veränderungen, ob sie gleich nicht von gleicher Wichtigkeit sind, werden von selbst in die Augen fallen, und bedürfen, da jene einmal nothwendig waren, keiner weitern Entschuldigung. Berlin, am 1. März 1777.

Vorrede.

Vorrede.

Wenn gleich der Mensch nicht als der einzige Gegenstand der Philosophie anzusehen ist, so gehört er doch gewiß zu den wichtigsten und angenehmsten derselben. Die alten Weisen, welche die Erkenntniß unsrer selbst so angelegentlich anempfohlen haben, scheinen dabey vornehmlich das Sittliche im

Menschen zum Augenmerk gehabt zu haben. Sie hatten recht, denn darinn liegt die unmittelbare Quelle unsrer Beruhigung und Glückseligkeit. In neueren Zeiten, als die Psychologie mehr ausgebildet wurde, und man anfieng unsre gemeinnützige Kenntnisse von derjenigen Seite anzusehen, von der sie Verhältnisse, oder Folgen der Verhältnisse des Menschen und seiner Natur sind, da mußte auch die Forderung, den Menschen zu studiren, einen mehr ausgedehntren Plan in sich begreifen. Und gegenwärtig, da man noch weiter darinn gekommen, kann fast unsre ganze Philosophie in die Wissenschaft vom Menschen hineingezogen werden.

Der Mensch aber mag betrachtet werden von welcher Seite und in wel-

welchen Beziehungen es sey, so bleibt doch immer die Erkenntniß seiner eigentlichen Natur, seiner Beschaffenheiten und seiner Fähigkeiten die erste Grundlage von allem. Jene nun gehörig zu entwickeln und richtig zu bestimmen, sind schon viele Versuche gemacht worden. Eine gleiche Absicht haben diese Blätter.

Der Augenschein wird zeigen, daß ich dabey nicht habe polemisch seyn wollen. Selten sind entgegenstehende Meynungen, und das doch mit aller Achtung gegen ihre Urheber geprüft worden. Denn meinethalben mag stehen, was nur immer stehen kann. Ich denke: man baue nur erst da, wo es nöthig ist, beßre Gebäude auf, die alten werden sodann schon von selbst bald genug verlassen

lassen stehen, oder etwan noch für irgend einen eigensinnigen Poltergeist zur einsamen Behausung dienen. Beym Niederreißen selbst gewinnt auch die Wahrheit und das Wohl der Menschen selten so viel, als die meiste Zeit dabey verloren wird; es wäre denn, daß Systeme des Aberglaubens, welche die freye Aussicht in die Gefilde der Wahrheit verhindern, umgerissen werden. Außer diesem Fall ist die Mannichfaltigkeit der verschiedenen Arten der Gebäude, auch im Reiche der Philosophie unterhaltend und dem Auge des Philosophen angenehm. Man bewundert da bald die sinnreiche Anlage, bald die Mühsamkeit, womit die Materialien herbeygeholt worden. Bald muß man über die erfindungsreiche Verbindung, und bald über die künstliche Ordnung erstaunen, wodurch Ge-

bäude

bäude oft Jahrhunderte hindurch sich im Gleichgewichte erhalten, ob sie schon nur auf einer Nadelspitze zu ruhen das Ansehen haben.

Jedes System, jede Hypothese, findet ihre Liebhaber und ihre Verächter. Und ich denke, daß es in der Welt so seyn muß, und bleiben wird. Ich verlange deßhalb eben so wenig, daß ein Andrer eben das für wahr halte, was ich dafür erkenne, als ich Jemandem einräumen kann, meine Einsichten so schlechterdings nach den seinigen umformen zu wollen. Die Wahrheit allein muß hier entscheiden; sie entscheidet gewiß, oft aber erst nach Jahrhunderten.

Indessen sind gründliche Beurtheilungen fremder Meynungen, für die Wahrheit selbst auf eine oder die andre Art allemal vortheilhaft; nur müssen die Gründe dazu nicht bloß aus unsrem eigenem System hergenommen werden. Denn vielleicht ist unser System nicht besser, als das System des Andren. Wenigstens gebührt doch nicht Einem allein die Entscheidung darüber. Kann man aber aus der wahren Natur der Sache selbst, von der die Rede ist, oder aus dem eigenen System des Andren seine Einwendungen ohne Chicane hernehmen, so wird auf alle Fälle, auch gesetzt man irrt, der Wahrheit ein Dienst erwiesen.

Noch schlimmer ist die Art der Einwürfe, da aus den Lehrsätzen einer Schrift, gleich Folgerungen gezogen werden, die das äußre Ansehn haben, als widersprächen sie offenbar

bar bekannten und ausgemachten, oder als ausgemacht angenommenen Wahrheiten. Dieser Weg, der besonders in Absicht bloß speculativer Systeme vermieden werden sollte, ist der sicherste, um so wohl gewisse Meynungen als den, der sie vorträgt, gehäßig zu machen, ihm allein ist es zu verdanken, daß mancher einsichtsvolle Schriftsteller, Jahrhunderte lang verkannt worden, und noch verkannt wird.. Denn in der That liegt noch hie und da das Andenken manches rechtschaffenen Wahrheitsfreundes unterm Fluch, und wartet auf einen wohlthätigen Retter. Ueberdieß aber ist es nicht ungewöhnlich, daß offenbar scheinende Folgerungen nichts weniger als richtig sind; oder sind sie es auch, daß sie doch jene Wahrheiten nicht geradezu treffen, oder nur auf eine Seite treffen, wo sie mit Irrthum vermischt sind. Zudem können auch jene angenommene Wahrheiten, wenn sie gleich lange dafür gegolten haben, so ausgemacht vielleicht nicht seyn, als dafür gehalten wird; oder es lassen sich endlich auch wohl, wenn unparteyische Untersuchung hinzukommt, noch Vereinigungen treffen, woran vorher nicht gedacht worden. Die Furcht für diese Art der Einwürfe hat bisweilen die schlimme Wirkung, daß der Schriftsteller, der ihnen überall auszuweichen sucht, dadurch in eine Aengstlichkeit geräth, die dem Geiste überhaupt ärgere Fesseln anlegt, als alle Büchercensuren. Manchem Schriftsteller sieht man es daher schon an, daß er sich gefaßt hält, so wie Leibnitz seinen Rosenkranz vorzuweisen, wenn es ans Ueberbordwerfen gehen sollte.

Vorrede.

Ich habe mich in den gegenwärtigen Abhandlungen bemüht, außerdem was vor Augen liegt, durch sorgfältige und lange Beobachtungen noch mehr zu entdecken, unbekümmert wegen der Folgerungen die einem oder dem andren dabey einfallen könnten. Habe ich geirrt, und das kann wohl seyn, so wird doch die Wahrheit selbst darunter nicht leiden; sie siegt über kurz oder über lang, und jeder Sieg breitet sie mehr aus.

Möchte ich bey meinen Untersuchungen der Natur selbst, wie ich gewünscht, getreu nachgefolgt seyn, so dürfte ich hoffen, in dem Mannichfaltigen meines Gegenstandes, die Verbindungen und Unterscheidungen, die von ihr selbst gemacht worden, getroffen und der natürli-

chen

chen Ordnung gemäß vorgetragen zu haben. Doch dieß zu beurtheilen, und mich dadurch zu unterrichten, überlasse ich gern dem philosophischen Publicum. Allen andren Folgen, sie seyn gut oder böse, die auf mich persönlichen Einfluß haben könnten, wünschte ich auszuweichen. Glücklich, wenn ich zur Aufklärung irgend einer nützlichen Wahrheit, Veranlaßung gegeben haben möchte.

Inhalt.

Inhalt
des ersten Bandes.

Erster Theil.

Von dem menschlichen Körper, in so weit er mit Werkzeugen versehen ist, die entweder der Seele Empfindungen verschaffen, oder ihr dazu dienen, nach Willkür Bewegungen zu veranlassen.

Inhalt.

4. Eini=

chen

Inhalt.

Zweyter Theil.

Von den äußren Empfindungen und Gefühlen.

Erste Abtheilung. Erklärung und Eintheilung der äußren Empfindungen und Gefühle insgesammt.

Zweyte

Inhalt.

Zweyte Abtheilung. Das Fühlen.

Dritte Abtheilung. Der Geschmack.

Inhalt.

Vierte Abtheilung. Der Geruch.

Fünfte Abtheilung. Das Gehör.

Sechste Abtheilung. Das Gesicht.

4. Aehn=

5. Nach

Dritter

Dritter Theil.

Von der Thätigkeit der Seele, in so weit sie bloß durch äußre Empfindungen überhaupt wirksam werden kann.

Zweyte

Inhalt.

die

Erster

Erster Theil.

Von

dem menschlichen Körper,

in so weit er

mit Werkzeugen versehen ist,

die entweder der Seele Empfindungen verschaffen, oder ihr dazu dienen, nach Willkür Bewegungen zu veranlassen.

Erste Abtheilung.

Von den allgemeinen Werkzeugen der Empfindungen und willkürlichen Bewegungen.

§. 1.

Die Kenntniß des menschlichen Körpers, sollte billig allgemeiner ausgebreitet seyn.

Der menschliche Körper ist in seiner ganzen Bauart und innerlichen Einrichtung, so wie in jedem einzelnen Theile, so ausnehmend bewundernswürdig, daß noch weit mehr darauf gedacht werden sollte, desselben Erkenntniß, zumal die Sache einen Jeden so nahe angeht, noch allgemeiner zu verbreiten, und sie mit in den Bezirk der für jeden Menschen nöthigsten und nützlichsten Kenntnisse hineinzuziehen. Bisher hat man dieselbe meistentheils nur den Aerzten allein überlassen, und sich auf solche Weise, ohne einmal an andre wichtige Vortheile zu gedenken, zugleich eines der reichsten Felder angenehmer Betrachtungen aus den Augen kommen lassen. Ich wünsche, und mir deucht, nicht ohne Grund, daß in allen Schulen, so wie in einigen schon der Anfang gemacht ist, eine faßliche und brauchbare Anleitung dazu möge gegeben werden. Der Nutzen davon würde sich in vielerley häuslichen Angelegenheiten, und mit der Zeit auch in der Psychologie unfehlbar spüren lassen. In gegenwärtigem Werke gedenke ich mich eigentlich nur mit dem empfindenden, denkenden, und handelnden Menschen zu beschäftigen; und zu

dieser

dieser Absicht ist es mir genug, aus dem weiten Umfange der Kenntnisse von unsrem Körper, nur allein das auszulesen, was auf jene Arten unsers Zustandes, nach Erfahrung und Muthmaßung, den vornehmsten Einfluß zu haben scheint. Den physiologischen Schriften des Herrn von Haller habe ich hauptsächlich alles zu verdanken, was ich in dem gegenwärtigen ersten Theile, so gut ich gekonnt, zu nutzen gesucht habe. Dieser große und in mehr als einem Betracht hochachtungswürdige Mann hat, wie bekannt ist, in seiner vortreflichen größren Physiologie, das Meiste, so hieher gehört, deutlich auseinander gesetzt, und überhaupt in solchem Werke, der berühmtesten Zergliederer Erfahrungen gesammlet, geprüft, und das Resultat davon, mit neuen seinem philosophischen Geiste eigenen Beobachtungen entweder bestätiget, oder durch weise Zweifel* zu neuen Untersuchungen der Wahrheit die kürzesten Wege gebahnt (*).

§. 2.

Welche Theile des menschlichen Körpers eigentlich die Werkzeuge der Empfindungen und Bewegungen sind.

Von allen Theilen unsers Körpers hat keiner das Vermögen, auch nur die geringste Empfindung in uns zu erregen, als allein die Nerven; und diese sind auch nur die Werkzeuge, deren sich die Seele zu allen willkürlichen Bewegungen bedient. Alles Uebrige, es habe Namen wie es wolle, Knochen, Muskeln, Sehnen, Bänder, Adern, Membranen, selbst das Knochen-

(*) Der berühmte Herr D. Unzer hat das, was ich in Ansehung des menschlichen Körpers in gegenwärtiger Schrift mehr bloß berührt als ausgeführt habe, in ein besondres Werk gebracht, davon der Titel ist: **Erste Gründe einer Physiologie der eigentlichen thierischen Natur thierischer Körper.** Leipzig 1771.

chenhäutchen, kann für sich und allein genommen, nicht das geringste Gefühl zu Wege bringen. Wenn aber einigen von diesen Theilen eine Empfindlichkeit zugeschrieben wird, so geschieht es nur in so fern als sie mehr oder weniger mit kleinen Nerven durchwebet sind. Je nervigter daher ein Theil unsers Körpers ist, desto empfindlicher muß er seyn, oder desto leichter können wir durch ihn zu Empfindungen gelangen. Das Netzhäutchen im Auge, worauf sich die äußern Gegenstände, die wir sehen, im Kleinen abbilden, giebt ein merkwürdiges Beyspiel hievon. Es besteht nämlich dasselbe durch und durch aus einem Gewebe von den kleinsten Nerven, und dadurch erlangt es eine so erstaunenswürdige Empfindlichkeit, daß der geringste Stral des Lichts, dieser unbegreiflich feinen Materie, so bald er dasselbe berührt, gleich die Empfindung des Sehens, wenn sonst die Sehnerven selbst ohne Fehler sind, in uns zu Wege bringt. Alle Nerven nun unsres Körpers, nehmen ihren Ursprung entweder aus dem Gehirne, oder aus dem Rückenmarke, welches jedoch selbst aus dem Gehirn entspringt, und als eine Verlängerung desselben angesehen werden muß. Sie laufen durch alle Theile unsres Körpers in unzähliger Menge, und finden sich fast überall mit eingewebt (*).

§. 3.

(*) Der Herr Regimentsfeldscheer Martini zu Koppenhagen, hat unter dem Titel: Versuche und Erfahrungen über die Empfindlichkeit der Sehnen 1770. eine kleine Abhandlung drucken lassen, die aber eigentlich nur die Frage betrift, ob es Sehnen giebt, die mit kleinen Nerven, auf eine unmerkliche Art durchflochten sind. Die Sehnen selbst, für sich genommen, hängen mit dem Gehirn unmittelbarer Weise nicht zusammen, und können also auch in so fern kein Gefühl bis zu dem Sitze der Empfindungen fortpflanzen, folglich sind sie auch an sich keiner Empfindlichkeit fähig.

§. 3.

Das Gehirn, und das Rückenmark.

Die Natur des Gehirns und seine Bestandtheile hat man bisher noch nicht hinreichend entdecken können. Es besteht dasselbe aus einer weichen Masse, die in den Höhlungen des Kopfs befindlich ist. Seine Farbe ist weiß, oder vom Blut etwas gelblich. Auf der äußern Fläche desselben ist die so genannte Gehirnborke anzutreffen; diese ist röthlich, und fällt etwas ins Gelbliche und Aschfarbene. Sonst ist sie sehr weich und ungemein zart. Ueber die Gehirnborke liegen, als Bedeckungen, die Gehirnhäute, wovon die nächste, die dünne, und die darauf folgende die harte Gehirnhaut genennt wird; endlich folgt die knochigte harte Hirnschale. Die Substanz des Gehirnmarks ist, so viel sich wahrnehmen läßt, an sich einförmig, dabey aber auf vielfältige Weise mit kleinen rothen Adern durchzogen, welche ihre kleine Zweige wiederum durch und durch ausbreiten. Hin und wieder wird man auch verschiedener durchlaufenden sehr zarten weißen Streifen gewahr, die so genau mit dem übrigen Gehirne vereiniget sind, daß sie sich ansehen lassen, als wären sie bloß und zwar sehr sauber hinein gemalt worden. Am Ende des Hinterkopfs verlängert sich das Gehirn, und bekömmt den Namen des Rückenmarks. Dieses ist eine äußerst weiche markichte Schnur, welche bis zu dem zweyten Wirbelbeine der Lenden herabläuft, und sich daselbst in zwey Anhänge endiget, davon der eine länglichrund, und der andre kegelförmig ist.

§. 4.

Die Nerven.

Aus dem Gehirn und dem Rückenmarke laufen verschiedene weiße Markseilchen oder Schnüre heraus, welche sich durch den ganzen Körper in unzählige Zweige verbreiten; und

dieß

dieß sind die Nerven. Ihre eigentliche Anfänge im Gehirn sind noch nicht mit Zuverläßigkeit entdeckt, denn es hält ungemein schwer, sichere Versuche hierin zu machen; vielleicht gehören die vorerwähnte weiße Streifen mit zu den Anfängen der Nerven. Alle Nerven, sie seyn so klein als sie wollen, bestehen wiederum aus sehr viel kleinern Nerven oder Fäden, deren Anzahl sich schwerlich genau bestimmen läßt, da oft ihrer mehr als Hundert beysammen angetroffen werden. Betrachtet man nun diese feine Fäden, die einen Nerven ausmachen, und dem bloßen Auge ganz einfach vorkommen, durch Vergrößerungsgläser, so wird man mit Erstaunen gewahr, daß sie wiederum aus einer unzählbaren Menge noch kleinerer sich unter einander ähnlichen Fasern zusammen gesetzt sind; deren Figur zwar cylindrisch ist, die jedoch aber nicht so ganz rund, wie die Nerven, sondern mehr gedrückt sind. Diese Fasern so wohl als

die

die Nervenfäden und die Nerven selbst, sind, wenigstens da wo sie vom Gehirn auslaufen, und bis fast zu ihren Enden, mit einem ungemein zarten Häutchen umgeben, welches von der dünnen Gehirnhaut eine Fortsetzung ist. Niemals laufen die Nerven nach ihrem Ursprung, welcher das Gehirn oder das Rückenmark ist, wiederum zurück, sondern ihre Enden zertheilen sich nach und nach in immer kleinere Zweige, bis sie endlich, nachdem sie ihre Häute und Bekleidungen verloren haben, dem Auge ganz verschwinden, und sich in einem markartigen weichen Brey auflösen, der mit dem Gehirnmarke selbst alle Aehnlichkeit hat. Man hat versucht, die äußersten Enden eines Nerven zu messen, und gefunden, daß unter andern eine Nervenfaser der Netzhaut im Auge, um 32400 mal feiner sey als ein Haar; bey kleinern Thieren aber ist eine solche Nervenfaser

wohl

wohl um 1166400 mal feiner als ein Haar befunden worden.

§. 5.

Verbindung und Eintheilung der Nerven.

Alle Fäden und Fasern eines Nerven laufen sich einander, ohne die geringste Verwirrung ganz parallel, und sind von einem sehr feinen fadichten Gespinnste umgeben, wodurch sie ihre Vestigkeit erlangen und zusammen gehalten werden; so wie hinwiederum ein ganzer Nerve, seiner Länge nach, an alle benachbarte Theile des Körpers mit unzähligen Fäden bevestiget ist. Oft vereinigen sich auch mehrere Nerven mit einander, und erzeugen einen stärkern, der sich aber doch bisweilen wieder in viel kleinere zertheilet. Auf diese Art entsteht natürlicher Weise ein vielfacher und ausgebreiteter Zusammenhang unter den Nerven, welcher noch überdieß, durch viel Verbindungsnerven, die von dem einen zu dem andern gehen,

ganz

ganz ungemein vermehrt wird. An denen Stellen, wo sich die Nerven in mehr Aeste zertheilen, bemerkt man kleine Knoten, und aus diesen laufen fast allemal mehr Nerven heraus als hineingegangen sind. Die Zergliederungsverständigen haben die Nerven, die aus dem Gehirn entspringen, in neun Nervenpaare eingetheilt; von denen hingegen, die aus dem Rückenmark ihren Ursprung nehmen, zählen sie bis auf ein und dreyßig Paar. Diese Eintheilung ist aber weder nach der Anzahl der Oefnungen, die von den Nerven in den Häuten des Gehirns und des Rückenmarks, bey ihrem Herauslaufen gemacht werden, noch auch nach der Verschiedenheit der Art der Empfindungen, davon sie die besondern Werkzeuge sind, gemacht worden. Es wäre aber wohl zu wünschen, daß eine andre für die Lehre der Empfindungen noch fruchtbarere Eintheilung möchte erfunden werden.

§. 6.

Vorzügliche Bestimmung einiger größern Nerven.

Einige von den größten Nerven nehmen ihren Weg nach den Werkzeugen unsrer Sinne, als der Augen, der Ohren, der Nase, u. s. w. Die Sehnerven verwandeln sich in das weiche Mark des Netzhäutchens im Auge, und der Gehörnerve in das weiche Hügelchen, welches die Vorkammer des Ohrs ausfüllt, wie auch in diejenige weiche und breyartige Schnur, welche durch die Schnecke herumgeführt wird. Die Geruchsnerven breiten sich in der Schleimhaut der inwendigen Nase aus, so daß man ihre eigentliche Enden nicht ganz verfolgen kann. Die Hautnerven endlich, verwandeln sich in Wärzchen der Haut zu einem breyartigen Wesen. Diese Nervenwärzchen der Haut und vornehmlich an der Zunge sind ungemein weich. Man hat angemerkt, daß die Nerven, welche

den

den sinnlichen Werkzeugen die Empfindlichkeit geben, noch vorher, ehe sie an ihren Enden ein weicher markartiger Brey werden, ihre Membranen und Bekleidungen bereits verlieren. Dieß bestätiget die Meynung, daß die Fortpflanzung der sinnlichen Eindrücke, nicht vermittelst der Nervenhäute, sondern bloß vermittelst des Nervenmarks geschehe.

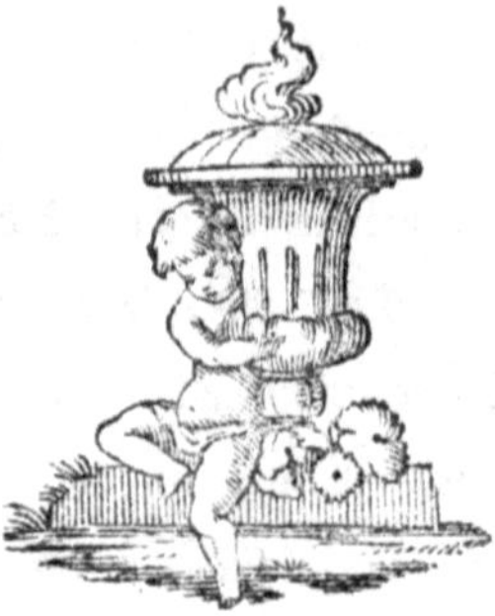

Zweyte Abtheilung.

Von dem eigentlichen Sitze der Empfindung, und der Quelle aller willkürlichen Bewegung.

§. 7.

Der Ort, wo sich eigentlich die Empfindung bildet.

Man glaubt gemeiniglich, daß unsre Empfindungen an dem Ort unsres Körpers sich bilden und ihren Sitz haben, wo auf die Nerven von irgend einem Gegenstande ein Eindruck geschehen ist. Allein der Irrthum ist darin so offenbar, daß man sich leicht davon überzeugen kann, wenn man nur auf unleugbare Erfahrungen Acht hat. So bald ein Nerve gebunden oder durchgeschnitten wird, so hören auf einmal alle Empfindungen in allen den Theilen und Zweigen desselben auf, welche durch den Schnitt oder die Unterbindung aus dem Zusammenhange mit dem Gehirn gesetzt worden. Wird das Gehirn selbst so stark gedrückt, daß dessen freye Gemeinschaft mit den Nerven dadurch gehemmt wird, so entstehen daher Fühllosigkeit im ganzen Körper, Schlaf und Ohnmacht. Wird das Rückenmark gedrückt, so hört so gleich alle Empfindlichkeit in denen Gliedmaßen auf, deren Nerven unterhalb des Orts entspringen, wo der Druck vorgegangen ist. Ja man hat oft angemerkt, daß Personen, denen ein Glied abgenommen worden, in eben diesem abgelösten Gliede noch bisweilen Schmerzen oder eine andre Art der Empfindung zu fühlen glauben. Aus allen diesen Bemerkungen erhellt, wie mir deucht, augenscheinlich: daß die Empfindungen nicht wirklich in denjenigen Theilen unsres Körpers anzutreffen sind, denen wir sie zuschreiben; daß

ferner

ferner die Nerven, eigentlich zu reden, gar nicht empfinden, sondern bloß den empfangenen Eindruck bis zu ihrem Ursprung ins Gehirn fortpflanzen; und daß erst dann, wenn dieß geschieht, eine Empfindung bey uns entstehe; daß also im Grunde alle Empfindung erst in unsrem Gehirne zur Empfindung werde. Eben damit aber will ich nun nicht behaupten, als wenn sich alle Empfindungen im Gehirn und im Kopfe fühlen ließen. Ich will nur so viel sagen: kann der Eindruck, den ein Nerve empfangen hat, nicht bis zum Gehirn fortgepflanzt werden, so kann auch nimmermehr daraus eine Empfindung werden. Daß man übrigens im gemeinen Leben die Empfindungen dem Theile des Körpers zuschreibt, der den ersten Eindruck dazu empfangen hat, und daß man sie also da hinsetzt, wo sie zuerst entspringen, das kommt wohl lediglich von der gefühlten Verschiedenheit her, die sich unter den Arten der Empfindungen äußert, und allemal mit dem Eindruck auf dieses oder jenes Glied verknüpft ist, wenn gleich das empfindende Ding, oder die Seele, dieselbe weder beobachtet noch bemerket. So lange wir daher diese Verschiedenheit noch nicht erfahren nud gefühlt haben, so lange sind wir auch zweifelhaft, welchem Theile unsres Körpers wir eine gewisse Empfindung, wenn sie nicht durch ihre Heftigkeit das Glied selbst in Zuckungen setzt, eigentlich zuschreiben sollen. Daher wird es Kindern so schwer, den eigentlichen Ort anzuzeigen, wo ihnen etwas wehe thut. So bald wir aber einmal gewohnt sind, eine gewisse Empfindung diesem oder jenem Gliede unsres Körpers, dem Gefühl nach, zuschreiben, so können wir auch die Stelle leicht anzeigen, von woher die Empfindung entspringt; ja, wenn uns auch ein solches Glied abgenommen würde, so müßte doch ein jeder Reiz, der

in

in den Anfängen derjenigen Nerven entstünde, die nach den fehlenden Gliedmaßen hinführen, uns die Empfindung davon so vorstellen, als wenn sie in dem abgelösten Gliede ihren eigentlichen Sitz hätte. Denn in Absicht der Seele, die empfindet, ist in beyden Fällen die Gewahrnehmung einerley.

§. 8.

Der Ort, von woher alle willkürliche Bewegung ihren Ursprung nimmt.

Mit dem Ursprung unsrer willkürlichen und vorsetzlichen Bewegungen hat es eine gleiche Bewandniß. Es ist ausgemacht; so bald ein Nerve gebunden oder zerschnitten wird, so entsteht so fort eine Lähmung in allen denen Gliedern, welche Nerven enthalten, die durch solchen Schnitt oder durch solche Unterbindung aus dem Zusammenhang mit dem Gehirn gesetzt worden; und auf diese Weise hört alle willkürliche Bewegung solcher Glieder ganz auf.

Hieraus ist denn wohl ganz klar, daß die bewegende Kraft vom Gehirn durch den Weg der Nerven zu denen Theilen fortgeht, die bewegt werden sollen; und daß also der Ursprung aller unsrer willkürlichen Bewegungen gleichfalls lediglich im Gehirn zu suchen ist. Ich sage der willkürlichen; denn von den mechanischen und bloß natürlichen ist hier nicht die Rede; weil sonst durch irgend eine physikalische Ursache in einem Nerven auch außerhalb des Gehirns gar leicht ein Reiz hervorgebracht werden kann, aus welchem in allen den Muskeln, dahin dieser Nerve führt und seine Zweige ausbreitet, Krämpfe und Verzuckungen entstehen. In diesem Fall aber bleiben alle die Glieder, deren Nerven über den Ort, wo der Reiz befindlich ist, ihren Ursprung haben, in Ruhe, und lassen von Krämpfen und Verzuckungen nichts spüren.

§. 9.

§. 9.

Ob im Gehirn der Ort zu bestimmen sey, wo die Empfindungen und Bewegungen ihren Sitz und Ursprung haben.

Wenn nun aber, wie es durch Erfahrungen ausgemacht ist, alle Empfindungen erst im Gehirne zu eigentlichen Empfindungen werden, und wenn eben daselbst auch alle willkürliche Bewegungen unsres Körpers ihren Ursprung und Sitz haben; so führt dieß ganz natürlich zu der Frage: Ist denn etwa im Gehirn irgend ein Ort, dem diese Eigenschaft vorzüglich zugeschrieben werden muß? oder, ist solches allenthalben geschickt diese bewundernswürdige Eigenschaft zu äußern? Auch hier achte man auf die Erfahrung: Man hat einem Menschen, bey der Heilung einer Wunde am Kopf, aus demselben fast einen Löffel voll Gehirn genommen, ohne daß er nach vollendeter Heilung den geringsten Abgang oder eine Schwäche an seinen Empfindungen und willkürlichen Bewegungen gespürt hätte (*). Herr von Haller erzählt, daß er ziemlich tiefe Wunden ins Gehirn habe machen müssen, wenn er krampfhafte Verzuckungen habe hervorbringen wollen. Dieß beweiset, daß die Anfänge der Nerven, die zu denen in Krampf gerathenen Muskeln geführt, sehr tief müssen gelegen haben. Nach den Wahrnehmungen andrer Zergliederungsverständigen sind so gleich Krämpfe erfolgt, so bald das Gehirn nur wenig berührt worden. Diese Verschiedenheit in den Erfahrungen kann aber leicht erklärt werden; man nehme nur an, wie allerdings auch behauptet werden kann, daß die Lage der Nervenanfänge, so wie die Lage

(*) Herr Martini zu Koppenhagen, erzählt in dem zweyten Dutzend seiner herausgegebenen Beobachtungen, die das Hirn betreffen, Seite 77 einen Fall, wo anderthalb Eßlöffel voll Gehirn, das durch den kalten Brand verdorben gewesen, aus dem Kopf ohne Nachtheil der Seelenkräfte herausgenommen worden.

Lage andrer Gefäße, bey verschiedenen Personen auch verschieden sey; oder daß, bey den letztren Versuchen, der Berührung, und dem dadurch entstandenen Drucke des Gehirns, solche Richtung gegeben worden, daß gewisse Nervenanfänge dadurch gleichfalls einen Druck haben leiden müssen, der bis zu den Muskeln hat fortgepflanzt werden können. Aus diesen und andern ähnlichen Erfahrungen erhellt, daß die ganze Masse des Gehirns in Absicht der Empfindung und Bewegung nicht allenthalben gleiche Eigenschaften äußret, noch dessen Theile insgesammt und aller Orten gleich viel dazu beytragen. Allein welches ist nun im Gehirn die Stelle, der man das Vorrecht zugeschrieben hat, daß sie der eigentliche Sitz unsrer Empfindung und willkürlichen Bewegung sey? Einige haben sie in die Zirbeldrüse, andre in das so genannte kleine Gehirn, oder Gehirnlein, und andre anders wohin gesetzt. Allein hierüber läßt sich mit Gewißheit nichts entscheiden. Alles, was man bis itzt zuverläßig behaupten kann, besteht darin: So lange die Zerstörungen des Gehirns noch nicht so groß sind, daß dadurch alle Geschäftigkeit desselben unterbrochen wird, so lange äußren sich noch bey einem Menschen Empfindung und willkürliche Bewegung.

Dritte Abtheilung.

Von der Art und Weise, wie die äußren Eindrücke dem Gehirn mitgetheilt, und die willkürlichen Bewegungen fortgepflanzt werden.

§. 10.

Hypothesen zur Erklärung dieser Erscheinungen.

Die Nerven sind also allein die Werkzeuge aller Empfindung und willkürlichen Bewegung; und bloß im Gehirn bekommt die erste ihre Bildung, und die andre ihre Veranlassung. Wie geht es aber zu, daß ein Eindruck, der von außen her die Nerven trift, so gleich dem Gehirne überliefert wird, und wie pflanzt sich die bewegende Kraft, vermittelst der Nerven, vom Gehirn aus bis zu den äußersten

sten Gliedmaßen fort? Diese Frage hat viel große Männer beschäftiget, und manche Hypothesen hervorgebracht. Einige behaupten, die Empfindung und Bewegung pflanze sich blos durch Hülfe der Membranen der Nerven fort; Andre sagen, indem sie die Nerven und ihre Fäden mit gespannten elastischen Saiten vergleichen, daß jene so wie diese, wenn sie an einem Ende einen Eindruck empfangen, dadurch in Bebung gerathen, und solche Bebungen oder Schwingungen bis zum andern Ende fortsetzen. Wiederum andre lassen diese Bebungen allein dem Grundstoff des Nervenmarks vor sich gehen. Noch Andre nehmen eine sehr feine und geistige Flüßigkeit oder den Nervensaft an, der die Nerven durchfließen und umströmen, dabey auch fähig seyn soll, alle von außen her empfangene verschiedene Eindrücke augenblicklich zum Gehirn, und wiederum von daher, die willkürlichen Bewegungen eben so schnell zu den bestimmten

Mus-

Muskeln und Gliedern zurück zu führen. Endlich giebt es noch Andre, welche dieses ganze Geschäfte dem Aether auftragen, der gleich der elektrischen Materie sich an den Nerven bewegen, durch äußre Eindrücke in Schwingungen gerathen, und solche der Seele überbringen soll.

§. 11.

Ob durch Hülfe der Membranen der Nerven, oder der Elasticität und Reizbarkeit der leztren, diese Erscheinung wahrscheinlich erklärt werden könne?

Es würde wider meinen Endzweck seyn, alle angeführte und andre angenommene Erklärungsarten, wovon sich noch zur Zeit keine bis zur völligen Gewißheit aufgeschwungen hat, ausführlich zu beurtheilen. Einige Anmerkungen aber kann ich nicht übergehen. Was die Membranen der Nerven anbetrift, so ist davon vorher §. 6) die Erfahrung angeführt worden, daß sich solche nicht ganz bis an das äußerste Ende der

Nerven erstrecken. Da nun eben hier die Empfindlichkeit der Nerven am größten ist, so scheint es wohl, daß zur Erklärung dieser bewundernswürdigen Eigenschaft der Nerven, ihre Membranen nicht viel beytragen können. Mehr, wenigstens etwas befriedigender für unsre Einbildungskraft, scheint die Sache erklärt zu werden, wenn man sagt, daß die Nerven gleichsam als gespannte Saiten, Empfindung und Bewegung fortpflanzten. Jedoch im Grunde ist die Erfahrung auch dieser Meynung zuwider. Das Mark des Gehirns so wohl als der Nerven scheint im geringsten weder reizbar noch elastisch zu seyn. Es besteht aus einem weichen Brey, der so wenig, als die eben so weichen Nerven, im geringsten gespannt werden kann. Und da zugleich die Nerven, auf ihrem ganzen Wege, mit einer unzähligen Menge Fäden aller Orten angeheftet sind, so kann keine zitternde Bewegung oder Schwingung

bey

bey ihnen gedacht werden. Man durchschneide einen Nerven; es geschieht nichts weniger als eine Zurückziehung an den durchschnittenen Stellen, so doch geschehen müßte, wenn der Nerve nur einige Reizbarkeit hätte. Man kann nicht die geringste Veränderung in der Lage der durchgeschnittenen Enden gewahr werden; alles, was nach dem Schnitt geschieht, besteht bloß darin, daß ein wenig Mark durch die Oefnung hervorquillt. Man pflegt zwar im gemeinen Leben zu sagen, daß bey einem Menschen die Spannung der Nerven größer sey, als bey dem andren, und glaubt dadurch die Ursache der größren oder mindren Empfindlichkeit anzuzeigen; allein diese Ursache ist in der Natur nicht erfindlich, und scheint bloß von einem falschen Gefühl hergenommen zu seyn. Bey starken Wallungen des Bluts, auch in manchen Krankheiten, bemerken wir vielmals einen Zuwachs von Empfindlichkeit, oder von Kraft in der Bewegung unsres Körpers; dieß rührt aber nicht von der vermehrten Spannung der Nerven her, sondern hat eine Entzündung im Gehirn, oder in andren nervichten Theilen, zum Grunde. Zur Bestätigung dieser Sache führe ich den Fall an, den Herr von Haller erzählt, da Jemand bey einer Entzündung der Augen, so lange solche gewähret, im Dunkeln recht gut habe sehen können. Sollte endlich aber ja durch Wallung im Blute oder Aufschwellung gewisser Theile eine Ausdehnung und wahre Spannung der Nerven verursacht werden, so würde die Folge davon ein Schmerz, und nicht eine Vermehrung unsrer ganzen Empfindlichkeit seyn.

§. 12.

Von der Meynung derer, welche den Aether zu Hülfe nehmen; und einige Gründe für die Hypothese vom Nervensafte.

Wer den Aether zum Fortpflanzungsmittel der Eindrücke auf die Nerven macht, und solchen

chen an und in denselben auf und absteigen oder Schwingungen verrichten läßt, der muß, um seine Meynung wahrscheinlich zu machen, gewiß noch manche andre Hypothese voraussetzen. Wie viel Fragen sind nicht zuvor erst zu beantworten! Doch, ich will mich dabey nicht aufhalten, da ich nicht glaube, daß diese Hypothese sehr ausgebreiteten Beyfall erhalten hat. Mehr Aufmerksamkeit verdient diejenige Erklärungsart, da man annimmt, daß durch den Dienst des Nervensaftes Empfindung und Bewegung fortgepflanzt werde. Diese Hypothese hat bey vielen sehr berühmten Männern Eingang gefunden, nachdem in neuern Zeiten insonderheit Herr von Haller, solche mit neuen Gründen unterstützt, und begreiflich zu machen gesucht hat. Man muß auch gestehen, daß die wunderbare Erscheinung, die dadurch begreiflicher gemacht werden sollte, ein ziemliches Licht von ihr erhalten hat. Das wirkliche Daseyn eines gewissen subtilen Saftes oder Geistes in unsren Nerven scheint gegenwärtig ausgemacht zu seyn. Denn man hat bey genauer Beobachtung wahrgenommen, daß die Schlagadern der Gehirnborke (§. 3.) welche in unzähliger Menge ins Gehirn gehen, beständig einen sehr feinen und geistigen Dunst von sich geben, der ins Gehirn steigt, und an einigen Orten so merklich wird, daß er ganz deutlich wahrgenommen werden kann. Ferner beweiset es auch die Erfahrung, daß das Gehirn und die Nerven vollkommen geschickt sind, diesen Dunst in sich aufzunehmen und umtreiben zu lassen. Denn die Fäden und Fasern eines Nerven, laufen von ihrer Entstehung an immer einander parallel, und verwirren sich niemals. Wenn sie einen Nervenknoten gebildet haben, so gehen wiederum alle Nerven, die aus solchem Knoten herauskommen, einander parallel, und so fort bis ans Ende. Wenn

also

also die Nerven und ihre Fasern als kleine Röhrchen betrachtet werden könnten, so würde es ziemlich wahrscheinlich seyn, daß sie diese Gestalt darum hätten, damit der Nervensaft darin auf und absteigen könnte. Nun scheint aber die Erfahrung auch wirklich diese Voraussetzung zu bestätigen. Man hat nämlich gefunden, daß das Gehirn, welches auf den ersten Anblick wie ein Brey erscheint, durch und durch aus lauter feinen Fasern so wie die Nerven selbst bestehe, und daß diese Fasern weiter nichts als eine Fortsetzung der kleinen Schlagadern der Gehirnborke sind. Es ist also Wahrscheinlichkeit genug vorhanden, um zu vermuthen, daß die Fasern des Gehirns und der Nerven gleichfalls aus kleinen Röhrchen bestehen, und dem Nervensaft zum Auf- und Absteigen dienen mögen. Und hierdurch bekommt nun die Meynung, daß Empfindung und Bewegung vermittelst des Nervensaftes fortgepflanzt werde, ihre ganze

Stärke. Der Einwand, daß eine so feine und geistige Flüßigkeit, als der Nervensaft ist, alle Bewegungen des menschlichen Körpers zu wirken, und oft eine so große Kraft zu äußern, nicht im Stande seyn könne, hat nichts auf sich, wenn man bedenkt, was für erstaunliche Wirkungen die höchst subtile elektrische Materie zu verüben vermag.

§. 13.

Einige Zweifel wider die Erklärungsart vermittelst des Nervensaftes, und Muthmaßungen zur weitern Prüfung.

So viel Wahrscheinlichkeit auch diese letztgedachte Meynung für sich hat, so findet sie doch noch hin und wider ihre Gegner. Auch Robinet (*) ist dawider aufgestanden, und leugnet so wohl das Daseyn des Nervengeistes, als

(*) In dem Premier Recueil philosophique et literaire de la societé typographiqué. à Bouillon 1769. Seite 358.

als die Fähigkeit der Nerven, die zu diesem Geschäfte nöthig ist. Ihm müssen aber die obige Erfahrungen, die von dem Herrn von Haller bestätiget worden, unbekannt gewesen seyn, weil er derselben keine Erwähnung thut, sondern bloß aus Gründen des Raisonnements die Sache leugnet. Indessen aber kann man das wirkliche Daseyn des Nervensaftes zugeben; man kann auch eingestehn, daß die Struktur der Nerven sie geschickt mache, diesen Saft in sich aufzunehmen; und dennoch kann man sich noch nicht überzeugt fühlen, daß die Fortpflanzung der Empfindungen und Bewegungen, eben durch den Nervensaft, und allein durch ihn vollbracht werde. Das Gehirn sowohl als die Nerven sind weiche Massen, und haben nothwendig ihre Ausdünstung. Wenn nun Jemand behaupten wollte, die Absicht und ganze Bestimmung des Nervensaftes bestehe allein darin, daß er dem Gehirn und den Nerven die nöthige Nahrung geben, und in beyden die zu ihren Geschäften erforderliche Geschmeidigkeit unterhalten sollte; so kann ich wenigstens nicht absehen, wie derselbe zu überführen sey, daß eben dieser Nervensaft auch nebenbey das einzige Mittel sey, das die äußren Eindrücke dem Gehirn überbrächte, und nach dem Willen der Seele Bewegungen im Körper wirkte. Hierzu kommt noch eine andre Einwendung, die auch ihr Gewicht hat. Man bedenke einmal den unendlich vielfältigen Unterschied in den Empfindungen, selbst in solchen, welche durch einen einzigen Sinn zum Gehirn gebracht werden; man nehme dazu noch die Verschiedenheit, die in den Wiederholungen einer und eben derselben Empfindung bemerkt wird; dieses alles läßt sich nicht leicht, auf eine genugsam befriedigende Art, aus dem einförmigen Nervensaft allein erklären. Und wenn es auch geschehen könnte, so würde auf der andern Sei-

te,

re, sich die Absicht und der Nutzen der unzähligen Menge Fasern, woraus ein jeder Nerve zusammengesetzt ist, nicht wohl einsehen lassen. Diese Schwierigkeiten fallen meiner Einsicht nach größtentheils weg, wenn man annimmt, daß nicht allein der Nervensaft, sondern auch die Nerven selbst und ihre Bestandtheile, das Geschäfte der Fortpflanzung unserer Empfindungen und Bewegungen vollbringen. Aber, das Gehirn und die Nerven sind nicht reizbar, nicht elastisch, folglich zu solcher Verrichtung untauglich. Dieser Einwand hat einigen Schein, er läßt sich jedoch beantworten. Man erinnere sich, daß die Substanz des Gehirns und der Nerven ungemein einförmig erscheint. (§. 3) Dieses setzt eine sehr einfache Zusammensetzung voraus, die sich auch zugleich aus der Natur der Sache erklären läßt. Denn nach so vielfältig erlittenen Absonderungen derjenigen Theile, die zur Bildung und Nahrung des

Gehirns und der Nerven bestimmt sind, läßt sich leicht der wahrscheinliche Schluß machen, daß die Zusammensetzung davon sehr einfach, und ihre Bestandtheile überaus fein und subtil seyn müssen. Dem ungeachtet kann man doch zugestehen, daß dieser feine Grundstoff mit viel grober Materie von anderer Art untermischt und versetzt seyn könne, wovon die Verschiedenheit, die sich in der Farbe, und auch sonst im Gehirn sowohl als in den Nerven zeigt, ein Beyspiel zu seyn scheinet. Von einer Materie nun, die eine sehr einfache Zusammensetzung hat, können nicht leicht alle Beschaffenheiten empfunden und durch die Sinne hinlänglich entdeckt werden, wovon die Naturgeschichte Beyspiele in Menge darreicht. Es würde daher auch überaus unsicher geschlossen seyn, wenn man einer solchen Materie um deswillen gewisse Beschaffenheiten absprechen wollte, weil wir dieselben vermittelst der Sinne, bis-

her

her noch nicht haben bemerken können. Wenn also gleich das Gehirn und die Nerven breyartig und weich sind, wenn sie gleich keine Federkraft und Reizbarkeit für unsre Sinne äußren, darf man deswegen so gleich leugnen, daß der Grundstoff und die Bestandtheile davon nicht elastisch und reizbar seyn könnten? Die Undurchdringlichkeit, die aller Materie in ihren ersten Bestandtheilen zukommt, ist zugleich in andrem Betracht Elasticität und Reizbarkeit. Wären aber diese beyden Eigenschaften in dem Gehirn und den Nerven von der Art, daß sie mit unsren Sinnen wahrgenommen werden könnten, so glaube ich, sie würden für die Natur der Seele viel zu grob seyn, als daß sie selbst davon getroffen und gerührt werden könnte.

Hieraus entspringt aber ein neuer Zweifel gegen diese Meynung. Nämlich, ob auch die Eindrücke, die unsre Nerven von den äußren

Gegenständen bekommen, ihrerseits im Stande sind, diese Reizbarkeit in dem Grundstoff derselben zu erregen? Ich glaube nicht, daß man Bedenken tragen wird, diese Frage zu bejahen, wenn man erwägt, daß in Ansehung der Gegenstände unsres Gesichts, es allein das Licht ist, so auf unsre Nerven wirkt, in Ansehung des Gehörs ist es Luft und Aether, in Ansehung des Geschmacks sind es die feinsten aufgelösten Theile des Salzes und der Oele, in Ansehung des Geruchs ist es der subtilste Duft. Von diesen Gegenständen wird man sich leicht vorstellen können, daß sie auf die kleinsten Bestandtheile der Nerven eine gewisse Wirkung zu äußren fähig sind. Und warum sollte nicht auch ein äußrer Druck oder Reiben, die Nerven der Haut, wenigstens mittelbarer Weise bis auf ihren Grundstoff rühren, und darin einen Reiz und Veränderung hervorbringen können?

§. 14.

Wie die Eigenschaft der Nerven, vermöge welcher sie die empfangenen Eindrücke fortpflanzen, bequem zu benennen sey.

Ich habe noch eine Anmerkung zu dieser Abtheilung zu machen. Die äußren Empfindungen werden zwar durch die Nerven bis ins Gehirn und zum Sitz der Seele gebracht, allein sie sind in den Nerven noch keine eigentliche Empfindungen; allererst in der Seele werden sie dazu. Die Nerven haben folglich kein Vermögen zu empfinden, und also auch keine Empfindlichkeit. Weil ihnen aber nach dem gewöhnlichen Sprachgebrauch solche immer zugeeignet wird, so kann daraus nichts anders als eine beständige Veranlassung zu irrigen Vorstellungen entstehen. Reizbarkeit und Elasticität im gewöhnlichen groben Verstande, kann den Nerven auch nicht zugeschrieben werden; daher würde ich diese ihre Eigenschaft lieber Empfindsamkeit nennen. Diese Benennung

nennung deucht mir der Analogie unsrer Sprache nicht zuwider zu seyn, indem das Anhangswort, sam, bisweilen eine Gleichheit und Aehnlichkeit mit derjenigen Sache andeutet, wozu es gesetzt wird, bisweilen aber bedeutet es auch eine Fähigkeit und Geschicklichkeit dazu. Nach beyderley Bedeutungen und insonderheit nach der letztern, würde unsrer Sprache eben keine Gewalt geschehen, wenn ich mich dieses Wort künftig bediene. Empfindsamkeit kann einem jeden Dinge zugeeignet werden, das mit einem andren, welches wirkliche Empfindungen haben kann, in Verbindung steht, und das, was in einem empfindenden Wesen, Empfindungen hervorzubringen im Stande ist, kann mit allem Recht empfindsam genennt werden. Die Empfindsamkeit der Nerven, mag vielleicht von der Reizbarkeit und Elasticität nur darin unterschieden seyn, daß diese beyde Eigenschaften in die Sinne fallen,

len, jene aber nicht. Der Grundstoff aller körperlichen Dinge muß nothwendig undurchdringlich seyn Könnte eine Materie einen andren Körper so durchströmen, deß sie, ohne desselben Zusammensetzung zu zerstören, bis auf seinen Grundstoff eindrängen, so würde die Undurchdringlichkeit seiner aneinander hängenden Bestandtheile, den empfangenen Stoß dem ganzen Körper mittheilen, wenn gleich dieser nach dem Urtheile unsrer Sinnen auch noch so weich wäre; so ungefehr stelle ich mir die Empfindsamkeit der Nerven vor. Wie es aber zugeht, daß, wenn der Grundstoff unsrer Nerven in Wirksamkeit gesetzt worden, dadurch in der Seele eine Gewahrnehmung und Idee veranlaßt wird, darüber läßt sich nichts als Muthmaaßungen machen, weil die Natur der Seele und die Art und Weise ihrer Verbindung mit dem Grundstoff des Gehirnmarks uns fast ganz unbekannt ist.

Vierte Abtheilung.

Von denjenigen Beschaffenheiten unsrer Empfindungen und Ideen, welche aus der Natur der Nerven und des Gehirns begreiflich gemacht werden können.

§. 15.

Wie bey sehr ähnlichen Empfindungen, auch so gar eines und eben desselben Sinnes, dennoch die Gewahrnehmungen davon in der Seele, merklich verschieden seyn können, und vom Nutzen der Nervenfasern dabey.

Da die Empfindungen, welche wir von den Gegenständen haben, die uns umgeben, einzig und allein durch den Dienst der Nerven zu unserer Gewahrnehmung gebracht werden, so würde es uns, wenn wir es nicht schon gewohnt wären, ganz unbegreiflich vorkommen, wie durch ein so einfaches Mittel als die Nerven sind, alle Verschiedenheiten von so unendlich viel Gegenständen, auf eine so ausdrückliche und vernehmliche Art der Seele vorgestellt werden könnten. Besonders aber müßte es unser Erstaunen erregen, daß bey ganz ähnlichen Gegenständen und Empfindungen, wenn gleich die letzten durch die Werkzeuge eines und eben desselben Sinnes hervorgebracht worden, dennoch die allergeringste Verschiedenheit darin von den Nerven mit aufgefaßt, und zur Gewahrnehmung der Seele überbracht werden können. Von dieser verwundersamen Sache läßt sich zwar Einiges mit Wahrscheinlichkeit erklären, das Meiste aber ist noch verborgen, und bleibt ein Gegenstand unsres Erstaunens.

Ein jeder Nerve besteht, wie angezeigt worden, aus unzähligen feinen Fasern, die sich von Anfang bis zu Ende einander parallel laufen. Jedwede Faser hat ihre Empfindsamkeit, und bringt so viel als sie von einem äußren

ren Eindruck empfängt, treulich zum Gehirn und zur Gewahrnehmung der Seele. Wenn also ein Nerve von außen einen Eindruck empfängt, so wird dieser durch unzählige Wege in den Gesichtskreis der Seele gebracht. Allein dieß ist noch nicht alles. Man weiß, daß Ein Nerve, seine Wurzeln oft aus mehr als einer Oefnung der Gehirnhäute bekommt. Bisweilen verbindet sich auch ein Nerve auf seinem Wege mit einem andren Nerven, der wiederum aus verschiedenen Oefnungen der Gehirnhäute seinen Ursprung nimmt. Empfängt nun das Ende eines Nerven irgend einen Eindruck, so wird solcher nicht allein von allen Fasern dieses Nervens, sondern auch von allen Fasern der mit ihm vereinigten Nerven, und also durch mehr als eine Oefnung ins Gehirn und in den Gesichtskreis der Seele gebracht. Nimmt man nun noch dazu, daß jedweder Nerve durch gewisse Verbindungsnerven, mit mehreren im

Zusammenhange steht, so ist es begreiflich, daß die Wirkung eines Nerven auch durch diesen Weg sich noch andren Nerven mittheilen und auch von diesen, je nachdem der Zusammenhang näher oder entfernter ist, stärker oder schwächer, ins Gehirn sich äußren müsse.

Alle diese an sich verschiedene unzählige Wirkungen eines oder mehrerer Nerven ins Gehirn, gehören zur natürlichen Vollständigkeit einer jeden einzelnen Empfindung, und machen zusammen genommen, wenn sie von Einem Eindruck herrühren, der auf einmal geschehen ist, doch nur eine einzelne Empfindung aus. Bey diesem großen Zusammenfluß so vieler zum Gehirn gebrachten Eindrücke, ist es leicht einzusehen, daß in sonst ähnlichen Eindrücken, auch die unmerklichste Veränderung in der Richtung oder Stärke, schon eine nicht geringe Veränderung in der Wirksamkeit der Nervenfasern hervorbringen, und im Gehirne selbst, woselbst die Aeußerungen aller dieser Wirksamkeiten zusammen kommen, einen merklichen Unterschied verursachen müsse. Da nun unsrer Seele in Ansehung alles dessen, was in ihrem Gesichtskreis vorgeht, unstreitig die äußerste Empfindlichkeit zukommt, so kann sie auch solche Unterschiede leicht wahrnehmen, und also eine Empfindung von einer andren ähnlichen unterscheiden.

§. 16.

Wovon die Verschiedenheit unähnlicher Empfindungen, die durch einerley Sinn veranlaßt worden, abhänge?

Wer nicht schon über die Entstehungsart unserer Empfindungen etwas nachgedacht hat, der wird keine Schwierigkeit darin finden, wenn gesagt wird, daß verschiedene Gegenstände, auch verschiedene Eindrücke auf unsre Nerven machen, und daß die Seele die Verschiedenheit dieser Eindrücke, so bald sie ihr vorgebracht wird, gewahrnehmen müsse. Allein, worin besteht die

die Verschiedenheit der Eindrücke in den Nerven? und worin sind an sich die verschiedenen Wirksamkeiten, darin ein Nerve von den äußeren Gegenständen gesetzt wird, von einander unterschieden? Von diesem allen wissen wir gar nichts. Wir müssen uns daher bloß an die Erfahrung halten, und da finden wir, daß, wenn die Gegenstände, welche auf unsre Nerven wirken, verschiedene Beschaffenheiten haben, wir auch alsdann verschiedene Empfindungen und Gewahrnehmungen davon in uns verspüren; und hieraus ziehen wir die Folgerung, daß nach Verschiedenheit der Beschaffenheiten der Gegenstände, auch die Eindrücke davon auf die Nerven, und dieser ihre Wirkungsart verschieden seyn müsse. Fragt man aber weiter, worin besteht die Verschiedenheit der Beschaffenheiten; womit die Gegenstände außer uns auf die Nerven wirken; so ist unsre Antwort bald zu Ende, weil wir auch davon nur sehr wenig wissen. Von einigen handgreiflichen Verschiedenheiten der Dinge, können wir wohl vermuthen, daß ihre Eindrücke auf die Nerven einige Aehnlichkeit an sich haben. Dahin gehört die Gestalt und die äußre grobe Zusammensetzung; als rund, spitz, hart, weich, rauh, glatt, trocken, naß, und andre mehr. Allein so bald man uns fragt, worin besteht die Verschiedenheit der Beschaffenheit des Dufts einer Rose und einer Nelke, so hört unser Wissen auf. So viel aber glaube ich, kann sicher behauptet werden, daß da, wo unsre Seele eine Verschiedenheit in einerley Gattung der Empfindungen gewahr wird, da muß auch die Wirksamkeit der Nerven, die in ihrem Gesichtskreise sich äußert, verschieden seyn, und wo dieses ist, da müssen auch die äußren Eindrücke, wodurch die Wirksamkeit der Nerven in Thätigkeit gesetzt werden, verschieden seyn; und diese Verschiedenheit muß, ohne auf die Stärke und Richtung zu sehen, von der Verschiedenheit in den Beschaffenheiten der Gegenstände abhängen.

Herr Bonnet hält in seinem analytischen Versuch über die Seelenkräfte (*) dafür, daß die Verschiedenheit der Empfindungen nicht eben von der Verschiedenheit der Eindrücke allein abhänge, welche von den äußren Gegenständen auf einerley und eben dieselben Nerven gemacht werden, sondern er nimmt an, daß zu einer jeden besondern Art der Empfindungen, die ein und eben derselbe Sinn in der Seele erregt, auch besondre und nur dieser Art der Empfindungen allein eigene Fibern vorhanden wären; und daß zum Beyspiele, der Duft der Rose auf ganz andre Fibern des Geruchs wirke, als auf welche der Duft der Nelke wirkt. Ich glaube aber nicht, daß es nöthig sey, hier eine so unendliche Menge ganz von einander verschiedener

 Fibern,

(*) Kap. 8. §. 85.

Fibern, in den Werkzeugen eines jedes Sinnes anzunehmen. Gesetzt aber man wollte auch einmal die weise Sparsamkeit der Natur aus der Acht lassen, und diese große Anzahl verschiedener Fibern zugeben; sollte alsdenn doch nicht wenigstens ein einziges Beyspiel aufzuweisen seyn, daß irgend einmal einem Menschen, diese oder jene Gattung der Empfindungen eines Sinnes gefehlt habe? Würde man nicht bemerkt haben, daß irgend einmal Jemanden der Geruch für die Rosen, oder für sonst eine andre Blume, Gewürz, oder sonst dergleichen gemangelt hätte; oder Jemand für eine oder die andre Art von Tönen taub, oder von Farben blind gewesen wäre? Doch ich will zugeben, die Natur habe sich niemals in Formirung dieser Fibern geirrt, oder einen Fehler begangen, wie doch wohl in Ansehung andrer Theile unsres Körpers zu geschehen pflegt; so würden doch Krankheiten oder Wunden, zur Bestäti-

gung

gung dieser Hypothese, längst einige Beobachtungen an die Hand gegeben haben. So aber hat man noch niemals etwas davon bemerkt; vielmehr lehrt die tägliche Erfahrung, daß, wenn ein Sinn verderben ist, oder anfängt schwach zu werden, er in Beziehung auf alle Gegenstände, die für ihn gehören, verhältnißweise gleichfalls verderben oder schwach ist.

Es rührt also der Unterschied in den Empfindungen eines Sinnes, so wie überhaupt in allen Empfindungen, nicht davon her, daß jedweder äußrer Gegenstand seinen besondren und eigenthümlichen Nerven in uns fände, sondern er hat einzig und allein seinen Grund in der Verschiedenheit der Eindrücke, die auf unsre Nerven gemacht werden, und in der Verschiedenheit der Art und Weise, wie die Nerven wirken, und wie sie im Gehirn die Eindrücke der Seele vorstellen. Die Verschiedenheit der Eindrücke auf die Nerven hängt von der Verschiedenheit der äußren Gegenstände und ihrer Lage ab, die Verschiedenheit aber, welche sich in der Art und Weise findet, wie die Nerven wirken, und wie sie diese Wirkung ins Gehirn äußren, beruht vornehmlich auf den Unterschied, der in ihrer eigenen Natur und innren Einrichtung gesucht werden muß.

§. 17.

Vom Ursprunge der Aehnlichkeit unserer Empfindungen unter einander, wenn sie gleich an sich noch so verschieden sind.

Wenn wir weiter über unsre Empfindungen, und über die Ideen nachdenken, welche dadurch in uns veranlaßt werden, so finden wir in den meisten derselben eine vielfache Aehnlichkeit, wenn sie gleich an sich selbst noch so verschieden seyn sollten. Ich kann mir aber nicht vorstellen, daß irgend eine Aehnlichkeit in Ideen, die von Empfindungen herrühren, befindlich sey, davon nicht der Grund in den Nerven und den letzten Aeußerungen ihrer Wirksamkeit liegen sollte.

sollte. Ich will darum versuchen, ob dieser Grund näher angegeben werden kann.

Zuerst ist es von selbst klar, daß alle Nerven, so weit sie zu den Werkzeugen eines und ebendesselben Sinnes gehören, in der Art der Wirksamkeit, die ihnen eigen ist, sich einander vollkommen ähnlich seyn müssen; es mögen die äußren Gegenstände und die Eindrücke davon noch so verschieden seyn. Die Empfindungen eines jeden Sinnes haben alle, wie leicht zu bemerken ist, gewisse Aehnlichkeit unter sich. Sie sind entweder alle gesehen, oder gehört, oder geschmeckt u. s. w. Diese Art der Aehnlichkeit kann nur ihren Grund in der Art und Weise haben, wie die Nerven eines jeden sinnlichen Werkzeuges besonders wirken, und wie jedwede Gattung dieser Nerven ihre eigenthümliche Wirkung im Gehirn äußert, und der Seele gleichsam vorstellt. Es mögen also entweder einerley oder auch verschiedene Nerven eines Sinnes, von mehreren verschiedenen Eindrücken getroffen, und in Wirksamkeit gesetzt werden, so ist doch in allen solchen Empfindungen eine Aehnlichkeit, wären auch gleich die äußren Gegenstände sich einander selbst ganz und gar unähnlich.

Zweytens entsteht zwischen mehreren Empfindungen in Ansehung dessen, was sie in sich enthalten, eine Aehnlichkeit, so bald nur einige Nerven von einem gegenwärtigen Eindruck, in eben eine solche oder in eine ähnliche Wirksamkeit gesetzt werden, als die war, worin sie vormals von einem andren Eindrucke gesetzt gewesen. Denn auf solchen Fall, sind in so weit die Nervenäußerungen von beyden Eindrücken im Gehirn, mithin auch die Gewahrnehmungen davon nothwendig einerley, und aus eben diesem Grunde müssen auch die Empfindungen selbst, ihrem Inhalte nach, sich einander ähnlich

seyn.

seyn. Diese Art der Aehnlichkeit findet sich in allen denen Empfindungen, wovon gesagt wird, daß die Eine entweder ganz oder zum Theil in der Andern enthalten sey. So findet man eine Aehnlichkeit in einem Gemälde mit seinem Originale, in einer Gegend und Aussicht, mit einer andren, u. s. w. Hieraus läßt sich die Folge ziehen, daß unsre Nerven, wenigstens so weit sie zu den Werkzeugen der äußren Sinne gehören, zweyerley Art der Wirksamkeit beweisen, worin sie von den äußren Eindrücken allemal zugleich gesetzt werden. Die Eine ist bloß in ihrer Natur und innren Einrichtung gegründet, und hängt nicht von den Dingen außer uns ab. Die Nerven, die uns Empfindungen des Sehens verschaffen, können uns keine Empfindungen des Hörens mittheilen, u. s. w. Die andre Art der Wirksamkeit hängt von dem Eindruck der besondern Gegenstände ab, welche auf jedweden Sinn

beson-

besonders wirken können, und nur in einer Modification der erstren Art besteht.

§. 18.

Vom Ursprunge des Zusammenhangs in unsren Empfindungen, und daher entstehenden neuen Arten der Aehnlichkeit unter ihnen.

In allen unsren Empfindungen und den Ideen davon, finden wir, wenn wir Acht geben, viel Zusammenhang. Nur vermöge desselben geschieht es, daß wir von einer Empfindung zur Idee einer andren gelangen, und von dieser zur dritten, und so fort, bis es uns nicht mehr beliebt ihnen nachzugehen. Dieser wunderbare Zusammenhang scheint seinen Grund einzig und allein in dem Zusammenhange der Nerven zu haben. So weit dieser dem Auge der Zergliederer sichtbar geworden, besteht er nicht allein in der großen Menge der Verbindungsnerven, wodurch fast alle übrigen auf mehr als eine Art unter einander zusammenhängen, sondern auch darin, daß von unsren sinnli-

sinnlichen Werkzeugen, die Nerven, welche zu einem Sinn gehören, nicht alle durch eine Oefnung ins Gehirn hineingehen, sondern sich vertheilen, und mit den Nerven andrer Sinne zusammen durch mehrere Oefnungen hineindringen. Bey solcher vielfachen Verbindung kann es nicht anders seyn, als daß, wenn einige Nerven von einem gewissen Eindrucke unmittelbar getroffen werden, zugleich auch noch andre bloß durch die Verbindungsnerven in Wirksamkeit gerathen müssen. Man kann daher in einer jeden Empfindung zweyerley Arten der mitwirkenden Nerven unterscheiden; einige, die unmittelbar und hauptsächlich in Thätigkeit gesetzt werden, andre aber, die nur mittelbar und nebenbey darin gerathen. Gesetzt nun, bey einem Eindruck wirkten gewisse Nerven bloß mittelbar und nebenbey, welche bey einem andren Eindruck, der sie unmittelbar traf, als Hauptnerven gewirkt hätten, so wird die ganze

Aeuße-

Aeußerung ihrer Wirksamkeit im Gehirn, ob sie gleich natürlicher Weise schwächer ist, als sie damals war, doch eine Aehnlichkeit mit ihrer vormaligen Aeußerung haben; folglich wird auch mit der itzigen Hauptempfindung die in uns entsteht, zugleich eine gewisse Nebenidee von einer vormaligen Empfindung verknüpft seyn. So kann eine Empfindung, die wir itzt durchs Gesicht erlangen, zur Nebenidee eine Vorstellung haben, die vormals eine Empfindung des Gehörs oder eines andren Sinnes, oder auch irgend ein angenehmes oder unangenehmes Gefühl gewesen ist.

Auf diese Weise werden überhaupt unsre Empfindungsideen wieder hervorgebracht und mit einander vergesellschaftet, wovon es mehrere Arten giebt. Diejenige Art der Wiederhervorbringung unsrer Ideen, wovon hier die Rede ist, geschieht bloß durch den Zusammenhang der Nerven, so daß es auf keinerley Weise von uns und unsrem Willen abhängt, ob wir diese Nebengesellschaft von Ideen haben oder nicht haben wollen. Außer diesem Zusammenhang unsrer Ideen können wir auch noch einen andren nach Willkür erzeugen, wovon in der Folge ein mehreres. Hieraus läßt sich übrigens begreifen, wie vergangene Empfindungen sich in unsre gegenwärtigen mischen können, wenn sie gleich als solche nicht deutlich von den letztren unterschieden werden.

Der Zusammenhang der Nerven eröfnet eine abermalige Quelle neuer Aehnlichkeiten in unsren Empfindungen und den Ideen davon. Gesetzt, man habe eine zusammengesetzte Empfindung gehabt, dergleichen sie in gewissem Verstande alle sind. Wenn nun darauf in einer gegenwärtigen Empfindung, die aber an sich betrachtet, keine Aehnlichkeit mit der vorigen haben darf, irgend eine Nebenidee durch den Dienst der Verbindungsnerven sich mit ein=

mischt,

mischt, welche auch in der vorigen mittelbar oder unmittelbar enthalten gewesen, so haben beyde Empfindungen, die itzige und die vorige, eine gewisse Idee mit einander gemein, und so entsteht zwischen beyden eine Aehnlichkeit, die ohne den Zusammenhang der Nerven nicht entstanden seyn würde, da sie, eine jede an sich betrachtet, von einander ganz verschieden sind. Ein Beyspiel wird die Sache deutlicher machen. Widrige Arzenemittel werden oft mit wohlschmeckendern Dingen vermischt; auch diese Vermischung wird in der Folge bisweilen widrig; nun bedient man sich hernach dieser wohlschmeckendern Dinge wiederum allein, und da wird man gewahr, daß neben dem Geschmack von diesen, sich auch der widrige Geschmack des Arzenemittels mit einfindet, und zwischen beyden eine Aehnlichkeit verursacht, da doch der Geschmack von beyden an sich himmelweit verschieden ist. So wie angenehme Empfindungen

gen durch Verknüpfung mit widrigen, unangenehm werden, so können auch widrige Empfindungen, wenn sie mit angenehmen verknüpft sind, gefällig und willkommen werden. Diese Kunst ist das große Triebrad, wodurch Menschen zu Uebernehmung der unangenehmsten und beschwerlichsten Dinge gebracht werden können.

§. 19.

Es finden sich noch andre Arten des Zusammenhangs in unsren Ideen.

Der Zusammenhang, der überhaupt auf diese Art in unsren Ideen entsteht, erweitert sich, wenn wir drauf Acht geben, noch ganz ungemein. Denn nicht nur alsdann, wenn irgend ein Theil einer vorigen Empfindung, oder eine Nebenidee davon, itzt wirklich wird, kommt die Idee der ganzen vorigen Empfindung wieder zum Vorschein, sondern man bemerkt auch in Absicht aller Empfindungen, die wir auf einmal haben, sie seyn von welcher Gattung sie wollen, daß sie dergestalt genau zusammenhängen, daß, wenn in der Folge nur eine von ihnen, oder auch nur eine Idee davon wieder erregt wird, so gleich die Ideen der übrigen auch zum Vorschein kommen. Vermöge dieses Zusammenhangs bringt von gleichzeitigen Empfindungen, eine die Ideen der andren wieder hervor.

Außer dieser Art der Verbindung, finden wir weiter in unsren Empfindungen und Ideen, auch zwischen nach einander folgenden Empfindungen, den allergenauesten Zusammenhang. So bald eine vormals in uns wirklich gewesene Empfindung, itzt wiederum in uns wirklich wird, oder auch nur die Idee davon in uns entsteht, so werden nicht nur die Ideen von den damals gleichzeitigen, sondern auch von den unmittelbar vorhergegangenen und darauf gefolgten Empfindungen wieder hervorgebracht.

Endlich trift man auch noch den wunderbarsten Zusammenhang zwischen ähnlichen Empfindungen und den Ideen davon an, ohne daß dabey weder ihre Folge nach einander noch ihre Gleichzeitigkeit in Betrachtung kommt. Jedwede Aehnlichkeit, ja jedwedes Verhältniß in unsren Empfindungen erzeugt einen Zusammenhang in ihnen; und jedwede Empfindung bringt von andren ihr ähnlichen Empfindungen die Ideen wieder hervor, so wie jedwedes bemerktes Verhältniß in einer Empfindung, die Ideen von andren ihm ähnlichen Verhältnissen andrer Empfindungen hervorbringen kann.

Da ich hier nur allein bey derjenigen Wiederhervorbringung unsrer Ideen bleibe, welche ohne unser Zuthun und von selbst in uns vorgeht, so kann man fragen, bis in welchem Gliede des Zusammenhangs die Ideen wieder hervorgebracht werden. Weil aber dieses sowohl von der Stärke einer gegenwärtigen Empfindung, als auch von der größren oder geringern Empfindsamkeit der Nerven und ihres Zusammenhangs abhängt, so läßt sich nichts Allgemeines bestimmen. Ein stärkerer Eindruck setzt die Nerven in eine stärkere Wirksamkeit, und diese verbreitet sich durch mehrere Glieder des Zusammenhangs der Nerven, und macht also mehr Ideen rege, als ein schwächerer Eindruck. Eben einen solchen Unterschied bringen die Nerven selbst hervor. In einem Menschen, wo der Zusammenhang der Nerven empfindsamer ist, und die Nerven selbst leichter in Wirksamkeit gerathen, bringt natürlicher Weise eine Empfindung mehrere Ideen wieder hervor, als in einem andren Menschen, in welchem dieß alles in einem geringern Grade anzutreffen wäre.

Die auf diese Weise wieder hervorkommende Ideen sind auch an sich nicht alle in gleichem Grade vernehmlich. Denn einige von denen

Nerven,

Nerven, welche bey einer Empfindung mittelbar mitwirken, haben allemal einen entferntern Zusammenhang mit den unmittelbar wirkenden Nerven, als andre; und es ist von selbst klar, daß, je entfernter ein solcher Zusammenhang ist, desto schwächer auch die Wirksamkeit der Nerven, und also auch desto unvernehmlicher die Aeußerung davon im Gehirn seyn müsse. Eine angestrengte Aufmerksamkeit aber kann, wie ich hernach zeigen werde, die schwächere Wirksamkeit der Nerven erhöhen, und also den Ausdruck davon vernehmlicher machen.

§. 20.

Auch diese Arten des Zusammenhangs scheinen ihren nächsten Grund allein in den Nerven, und dem Gehirn zu haben.

So wichtig die Lehre vom Zusammenhange der Nerven, in der Wissenschaft vom Menschen auch ist, so unvollständig sind doch noch unsre Kenntnisse davon; und selbst das wenige, was davon bekannt ist, wird noch nicht genugsam auf die freywillige und unfreywillige Wiederhervorbringung der Ideen angewendet. Es bleiben daher noch immer viel Fragen zu beantworten übrig. Der Zusammenhang der Nerven, so wie er sich in den Gliedmaaßen unsers Körpers findet, würde sich, so wie die daher entstehende Verbindung gewisser Empfindungsideen, noch endlich wohl ausmitteln lassen; aber der Zusammenhang, den diese Nerven im Gehirn haben, scheint für unsre Erkenntniß vielleicht auf immer verborgen zu seyn. Jedoch etwas davon läßt sich überhaupt und, wie mich dünkt, nicht unwahrscheinlich muthmaaßen, nämlich daß im Gehirn der Zusammenhang der Nerven ganz allgemein sey. Schon in den Nerven, so weit sie außer dem Gehirn durch die Gliedmaaßen unsers Körpers gehen, ist, wie bekannt, ein ungemein großer Zusammenhang; sollte nun im Gehirn selbst, wo die Nerven dem Raume nach noch enger beysammen liegen, dieser Zusammenhang nicht noch viel größer seyn? Mir wenigstens ist es so wohl aus diesem Grunde als den übrigen Erscheinungen sehr wahrscheinlich, daß daselbst alle Nerven, es sey nun auf welche Art es wolle, so mit einander verbunden und zum Theil vereiniget sind, daß auch nicht in einem einzigen eine Veränderung mag vorgehen können, wovon nicht zugleich in allen übrigen, wenigstens einige Wirkung nach dem Grade ihrer Verbindung stärker oder schwächer verspürt werden könnte. Daß aber diese Muthmaaßung nicht so ganz ungegründet sey, läßt sich auch daher abnehmen, daß eine recht starke Empfindung, wenn sie uns mit ganzer Macht rührt, gleichsam das ganze Nervensystem erschüttert, und tausenderley andre Empfindungen klärer oder dunkler, auch ohne unsern Willen in uns wiederum rege macht, und, so zu sagen, den ganzen Grund der Seele aufrührt. Dieses ließe sich aber auf eine begreifliche Weise, so leicht nicht erklären, dafern nicht zwischen den Nerven, wodurch alle diese Ideen so schleunig hervorgebracht werden, die größte und genaueste Vereinigung anzutreffen wäre.

Aus einer solchen Verbindung läßt sich ein jeder Zusammenhang unsrer Ideen auf eine ziemlich begreifliche Art erklären, und ich zweifle nicht, daß er daraus allein erklärt werden müsse.

Will man aber den Grund dieser Erscheinungen lieber ganz allein in der Seele suchen, und die Verbindungen unsrer Ideen, bloß für Folgen der Gesetze der Einbildungskraft, des Gedächtnisses u. s. w. ausgeben, so würde man, wie mich dünkt, nicht allein etwas in die Seele setzen, wovon noch gar nicht bewiesen ist, daß es darin liege, sondern auch durch solche angenommene Hypothese gar nichts erklären, weil die

Haupt=

Hauptfrage dabey unberührt bleibt, wie nämlich und wodurch diese Gesetze, so wie wir sie wahrnehmen, entstehen und gewirkt werden können. Durch den Zusammenhang und die Einrichtung unsres Nervensystems, so weit beydes uns bekannt ist, scheint die Natur selbst uns Anleitung gegeben zu haben, den Ursachen der Verbindung unsrer Ideen weiter nachzugehen. Das ganze Nervensystem hat bloß zur Absicht uns Empfindungen und Ideen zu verschaffen, und ist zum Gebrauch unsrer Seele auf die beste Art zubereitet. Jedwede Einrichtung in demselben, hat auf diese Endzwecke eine Beziehung, und bey jedweder Erscheinung in diesen muß wenigstens versucht werden, sie aus jenem zu erklären. Mir ist es hiernach sehr wahrscheinlich, daß nicht allein der Zusammenhang, welcher in unsren Empfindungsideen sich findet, sondern auch überhaupt jedwede Verbindung aller andren Ideen, selbst der abstraktesten, allein in den Nerven ihren Grund finde. Die Sache ist in Absicht der Empfindungsideen ausgemacht; warum will man in Absicht andrer Ideen, ohne unwidersprechliche Erfahrungen für sich zu haben, annehmen, daß die Natur in einerley Art ihrer Werke auf eine ungleichförmige Art verfahre, und in Absicht unsrer Empfindungsideen den Grund des Zusammenhanges in den Nerven, in Absicht andrer Ideen aber, welche doch alle aus jenen als aus ihrer Wurzel herstammen, diesen Grund allein in der Seele gelegt habe. Gesetzt aber, dieß sey also, würde dann nicht die Seele, besonders in Fällen, wo sie sich ihrer Ideen bewußt ist, mehr Gewalt über den Zusammenhang derselben ausüben, als sie in der That thut? Wie oft finden wir nicht, daß wir einen Gedanken in keiner andren Verbindung, oder mit keinen andren Nebenideen denken können, als mit solchen, die ohne unsren Willen

herbey-

herbeygeführt, und uns eben itzt, gleichsam von einer fremden Kraft vorgestellt werden! Warum können wir so oft nicht den Zusammenhang unsrer Ideen nach Gefallen ordnen und zusammen ketten? Warum müssen wir uns von einer Idee immer die andre zuführen lassen, und oft so wider unsren Willen, daß wir wer weiß nicht was drum geben möchten, uns einer solchen unangenehmen Gesellschaft entübriget zu sehen?

Hiermit aber will ich nicht sagen, daß die Seele ganz und gar keine Gewalt über die Verbindung und Wiederhervorbringung unsrer Ideen ausübe. Im Gegentheil; ich werde selbst die Beweise davon in der Folge ausführen. Diese Gewalt der Seele ist aber eingeschränkt, und die Ursachen dieser Einschränkung liegen im Gehirn und in den Nerven.

§. 21.

Es ist auch wahrscheinlich, daß überhaupt unsre gesammte Erkenntniß, von den Nerven und dem Gehirne abhänge.

Von dem Zusammenhange und der Wiederhervorbringung unsrer Ideen habe ich es gesucht wahrscheinlich zu machen, daß beyde von den Nerven und dem Gehirn hauptsächlich abhängen; allein ob die erste Erzeugung unsrer Ideen und Begriffe gleichfalls ihren Grund darin habe, das dürfte Manchem noch zweifelhaft vorkommen. Was die Ideen betrift, welche durch bloße äußre Empfindungen in uns erzeugt werden, so ist es wohl als ausgemacht anzunehmen, daß dieselben bloß durch die Nerven in der Seele erzeugt werden. Ein jeder Eindruck von außen bringt die Enden der Nerven in eine gewisse Wirksamkeit, welche sich bis zu den Anfängen derselben ins Gehirn fortpflanzt, daselbst auf eine gewisse Art sich äusfert, welche Aeußerung dann von der Seele wahr=

wahrgenommen wird, und diese Gewahrnehmung heißt in der Seele eine Idee. Alle Erfahrungen geben hierüber eine einförmige Theorie. Daher kommt es, daß, so bald gewisse sinnliche Werkzeuge, oder gewisse Nerven unbrauchbar geworden sind, auch gewisse Empfindungen ganz und gar aufhören. Einem Blindgebornen fehlen die Ideen des Gesichts, so wie wir sie haben, u. s. w. Es kann also nicht zweifelhaft seyn, daß die Ideen, welche uns die Empfindungen verschaffen, allein vermittelst der Nerven in uns erzeugt werden.

Was aber die übrigen Arten unsrer Ideen betrift, insonderheit die abstrakten und intellectuellen, so wird noch oft die Meynung behauptet, daß die Seele solche durch und in sich selbst erzeuge, und eben so wieder hervorbringe, ohne dazu des Körpers an und für sich selbst benöthiget zu seyn. Ich kann hier diese Hypothese in ihrem ganzen Umfange nicht widerlegen,

gen, ich will auch nicht der Schwierigkeiten gedenken, die daraus in der Erklärung der Natur der Seele entstehen, sondern ich will nur allein von verschiedenen Beobachtungen einige Folgerungen zur Prüfung vorlegen. Man findet täglich Personen, welche durch Krankheiten, Kopfwunden, Alter, u. d. m. um ein gutes Theil ihres Gedächtnisses gekommen, und nicht im Stande sind, von selbst gewisse Ideen von vormals gegenwärtig gewesenen Empfindungen wieder hervorzubringen. Ist es nun nicht die natürlichste Erklärung davon, wenn man sagt: So wie diese Ideen durch die Wirksamkeit der Nerven vormals entstanden sind, eben so werden sie auch dadurch wieder hervorgebracht; es mag diese Wirksamkeit von aussen oder von der Seele selbst ihren Ursprung nehmen. Haben dann einige Nerven die Fähigkeit wirksam zu werden unwiederbringlich verloren, so mag die Seele ihre Kraft noch so sehr darauf verwenden, sie wird diese Wirksamkeit nicht erwecken, und folglich nichts gewahrnehmen, weil ihr nichts vorgestellt wird; und diese Art der Ideen bleibt für sie verloren. Herr von Haller führt ein Beyspiel an, da ein junger Mensch, dem das Gehirn eingedrückt gewesen, achtzehn Monate lang ganz dumm gewesen, und nur nach und nach den gehörigen Gebrauch seiner Sinne, und das Gedächtniß wieder erlangt habe; worauf er erst von neuem habe anfangen müssen, lesen zu lernen. Ein Andrer hat das Gedächtniß verloren, als ihm eine offene Kopfwunde zugeheilt worden, und hat auch dasselbe nicht eher wieder erlangt, als bis diese Wunde wieder geöffnet worden. Herr le Camus erzählt (*), daß ein gewisser junger Mensch von Natur dergestalt

(*) Medecine de l'Esprit par *Antoine le Camus*. Paris 1773. Tom. 2. p. 55.

stalt unfähig gewesen, daß er nichts habe lernen und begreifen können. Er sey darauf in ein Kloster als Glockenläuter angebracht worden, wo er einsmals einen schweren Fall gethan, wodurch sein Gehirn auf eine ungemeine Weise erschüttert werden; aber von solcher Zeit an hätten auch die Fähigkeiten seines Geistes dergestalt zugenommen, daß er mit glücklichem Erfolg zu studiren angefangen hätte, und ein Gelehrter seiner Zeit geworden sey. Eben dieser Schriftsteller führt aus dem Petrarch an, daß der Pabst Clemens der sechste, ein so außerordentlich großes Gedächtniß gehabt, daß er von allem, was er gelesen, nichts habe vergessen können, und daß man dabey vorgegeben, er habe dieses besondre Talent bloß einer Kopfwunde zu verdanken gehabt. Es giebt ferner bekannte Erfahrungen, daß ein geschwächtes und verlornes Gedächtniß durch Arzneymittel,

die

die das Gehirn stärken, wieder hergestellt worden (*).

Aus dergleichen Beobachtungen, wovon das Verzeichniß leicht vermehrt werden kann, erhellt deutlich, daß die Wiederhervorbringung unsrer Ideen, nicht ursprünglich von der Seele, sondern vom Gehirne und desselben Zustand abhänge. Das Gedächtniß an sich ist also bloß eine Sache des Gehirns, und es wird mit diesem gestärkt oder geschwächt, und in so weit die Nerven im Gehirn ihre natürliche Fähigkeit wirksam zu seyn verlieren, in so weit geht auch das Gedächtniß verloren; ja, wenn man bedenkt, daß, indem wir unser Gedächtniß verlieren, nicht allein die Ideen von gehabten Empfindungen, sondern auch unsre abstrakte und intelle-

(*) Martini, im Ersten Dutzend seiner Beobachtungen, die das Hirn betreffen. Achte Beobachtung.

tellectuelle Begriffe mit verloren gehen; daß ferner durch erlittene Veränderungen im Gehirn, Jemand einfältig oder verständig und klug, gelehrig oder ungelehrig werden kann, so läßt sich natürlicher Weise kein andrer Schluß machen, als daß alle Arten unsrer Ideen, die sinnlichen so wie die intellectuellen, alle ihre Beschaffenheiten und Verbindungen, allein durch die Nerven erzeugt werden, und ursprünglich von ihnen abhängen. Die Ideen in der Seele müssen auf diese Art bloß Gegenwirkungen seyn; und diese nennen wir dann Gewahrnehmungen. In dieser Absicht ist also die Seele eine gewahrnehmende Substanz, und ihre Ideen sind Gewahrnehmungen dessen, was die in Wirksamkeit gesetzte Nerven ihr vorstellen. Diese Bemerkung ist schon mehrmals gemacht worden, aber Niemand hat sie, wie mich dünkt, mit so guten Gründen unterstützt, als es Herr Search, ein engländischer Philosoph,

losoph, in seinem Lichte der Natur gethan hat (*).

§. 22.

Muthmaaßungen über die Beschaffenheiten des Wohnsitzes der Seele.

Von dem Laufe der Nerven im Gehirn, von ihrer Lage, und von dem Orte, wo ihre Anfänge und die Punkte befindlich sind, wohin sie die empfangenen Eindrücke fortpflanzen, läßt sich nichts zuverläßiges sagen (§. 9.). Wir wissen nicht, ob die Anfänge der Nerven nahe beysammen oder weit von einander liegen; ja,

(*) Der Herr Professor Erxleben zu Göttingen, hat bereits den Anfang gemacht, dieses vortrefliche Werk durch eine schöne Uebersetzung in Deutschland bekannter zu machen. Indessen kann doch meiner Meynung nach nicht geleugnet werden, daß Search, ob er sich gleich rühmt, ein gutes Mikroskop von der Natur erhalten zu haben, doch seinem Systeme nicht immer getreu verbleibt; daher denn manche von seinen besten Erklärungsarten, den Schein einer Unzulänglichkeit bekommen, und ihres Beyfalls, den sie sonst verdienen, verfehlen.

wir können nicht einmal dem Gange der Nerven im Gehirne nachspüren. Diejenigen also, die sich die Anfänge davon in einem Punkt vereiniget vorstellen, sodann die Seele an diesen Punkt setzen, und dieselbe von daher alles überschauen und regieren lassen, haben zu Unterstützung ihrer Meynung noch zur Zeit nicht die geringste Beobachtung für sich. Es ist aber auch ganz unnöthig, etwas gewisses hierin bestimmen zu wollen, und es mag sich damit verhalten wie es wolle, so ist doch das gewiß, daß die Seele alle Wirkungen der Nervenanfänge, sie liegen wo es sey, gewahrnimmt, daß sie ferner alle willkürliche Bewegungen durch sie verrichtet, und mit einem Worte, ihnen allen gegenwärtig ist. Derjenige Ort nun, bis wohin jedweder Nerve die von außen empfangenen Eindrücke fortpflanzt, woselbst er dann diese seine Wirksamkeit, es sey auf welche Art es wolle, äußert, und von wo hinwiederum herum alle unsre willkürliche Bewegungen ihren Anfang nehmen, dieser Ort, er sey von großem oder kleinem Umfange, muß der Wohnsitz der Seele seyn.

Die Anfänge der Nerven machen also den Wohnsitz der Seele aus, und von diesen habe ich schon vorher (§. 13.) wahrscheinlich gemacht, daß sie von viel feinerer Natur und einfacherer Zusammensetzung seyn müßten, als es die Nerven da sind, wo sie bey ihrem fernern Lauf anfangen zu einem dichteren Brey zu werden. Sollte es wahrscheinlich seyn, daß der Anfang der Nerven auch zugleich der Ort wäre, wo dieselben aus ihrer Zubereitung zuerst hervorgiengen, und woher sie ihre Nahrung vornehmlich erhielten, so würde meine Muthmaaßung mehr bestärkt und es noch wahrscheinlicher werden, daß um den Wohnsitz der Seele herum, die Nerven von einfacherer Zusammensetzung seyn müßten, als sie es in ihrem Fortgange sind, wo sie vester und gröber erscheinen. Je geringer nun die Vermischung des Grundstoffs der Nerven mit gröberer Materie ist, um so beweglicher muß er selbst, und um so freyer und ungehinderter die Aeußerung seiner Wirksamkeit seyn. Dem ungeachtet aber wird dieser Grundstoff doch in seinen einzelnen Bestandtheilen undurchdringlich und vest seyn müssen, und also auch im Stande seyn, gegen jedweden Eindruck, der von solcher Natur ist, daß er ihn in seinem Innersten trift, Widerstand und Gegenwirkung zu äußren.

§. 23.

Eintheilung des gesammten Nervensystems, in die gröbre und feinre Organisation.

Man mag nun dieser Muthmaßung für einen Werth beylegen, welchen man will, so bleibt doch allemal so viel gewiß, daß, wenn man die Nerven von ihren Enden an bis ins Gehirn verfolgt, ihr weiterer Lauf so wohl als

sie

sie selbst nicht weiter sichtbar bleiben; sie scheinen zu verschwinden, und mit dem Gehirn einerley Art von Masse auszumachen. Weil es sich aber doch ohne andren Erfahrungen zu widersprechen nicht behaupten läßt, daß die Nerven, ehe sie aus dem Gehirn herausgehen, von diesem ganz und gar nicht verschieden wären, so ist es höchst wahrscheinlich, daß sie auch daselbst schon als wirkliche vom Gehirn abgesonderte Nerven bestehen, und einen gewissen Lauf, obgleich in unzählige Zweige vertheilt, beybehalten müssen; und es scheint auch nicht unwahrscheinlich zu seyn, daß die feinen weißen Streifen und Linien, die im Gehirn bemerkt werden (§. 3.), zu den Nervenfasern gehören, welche hernach die Nerven selbst ausmachen. Wäre dieß nicht, blieben die Nerven vom Gehirn nicht abgesondert, und machten sie mit selbigem nur eine Masse aus, so müßten sie auch da, wo sie ins Gehirn eintreten, der ganzen Gehirnmasse ihre Wirksamkeit mittheilen, und dem zu Folge müßte das Gehirn selbst in Absicht unsrer Empfindungen und willkürlichen Bewegungen überall von gleicher Nothwendigkeit für die Seele seyn. Dieses widerspricht aber den Erfahrungen, die ich vorher (§. 9.) angeführt habe. Es bleibt also gewiß, daß die Nerven auch im Gehirne, wenn sie gleich mit den Augen nicht weiter verfolgt werden können, dennoch ihren Weg in feinen Fasern zertheilt fortgehen, und ihre Natur als Nerven beybehalten. Wahrscheinlicher Weise werden diese Fasern im Gehirn von neuem unter einander verbunden, und diese neue Vereinigungen geben neue Arten des Zusammenhangs in den Ideen und Empfindungen. Dieses feinre Theil unseres Nervensystems kann die feinre Organisation, das übrige, die gröbre genennt werden.

Die

Die Nerven überhaupt stehen, wie bekannt ist, mit unsren Empfindungen und Ideen in wechselseitiger Beziehung; aus diesem Gesichtspunkt will ich also versuchen, den Einfluß beyder Organisationen auf die Seele, ihre Geschäfte und ihren Unterschied näher zu bestimmen, und dazu werden mir Erfahrungen verhelfen. Es ist bekannt, daß, wenn unsre Nerven von äußren Gegenständen in Wirksamkeit gesetzt werden, dadurch die jedwedem Sinne eigene Gattung der Empfindungen veranlaßt wird; wenn aber ohne Mitwirkung, und in Abwesenheit der äußren Gegenstände, die Seele eben diese Empfindungen wieder hervorbringen will, und also durch ihre Kraft eben dieselben Nerven wieder in Wirksamkeit bringt, daß so dann doch niemals, die vorige Empfindung ganz wieder hervorgebracht werde. Wir gelangen auf diese Weise nimmermehr zu solchen Empfindungen, als damals, da die äußren

Gegenstände selbst mitgewirkt hatten. Alles, was von uns auf diese Weise zuwege gebracht werden kann, besteht bloß in einer Idee von der vormaligen Empfindung, die jedoch so weit von der wirklichen Empfindung selbst verschieden ist, daß wir bey gesundem Zustande unsres Kopfs, und so lange wir bey uns selbst sind, beyde niemals mit einander verwechseln werden.

Ich war gestern in Gesellschaft, sah Wunder der Schönheit, hörte entzückende Musik. Heute erzähle ich es einem Freunde, ich suche alles was ich empfand, seiner Einbildungskraft vorzumalen, und strenge alle meine Kräfte an, es selbst recht lebhaft noch einmal zu empfinden. Zwar kann ich dabey das Vergnügen, so ich gestern fühlte, vielleicht eben so lebhaft und noch lebhafter wieder empfinden; aber die äußren Empfindungen selbst kehren nicht wieder zurück, so lebhaft ich auch die Bilder hervorrufen mag. Meine Seele vernimmt, und sieht nichts anders, als bloß die Ideen der gestrigen Empfindungen.

Diese und andre dergleichen Erfahrungen beweisen, wie groß der Unterschied unserer Ideen sey, wenn die äußren Gegenstände selbst auf uns wirken, und ursprünglich die Ursache davon sind, und wenn hingegen, in Abwesenheit dieser Gegenstände, die Seele bloß durch eigene Kraft eben dieselben Ideen hervorbringt. Da nun die Kraft der Seele unmittelbar auf nichts anders als auf die Anfänge der Nerven, und also nur auf die feinre Organisation wirken kann; so läßt sich daraus das Geschäfte dieser letztren, wenn sie nicht von der gröbren Organisation, sondern bloß von der Seele in Wirksamkeit gesetzt wird, leicht bestimmen. Es muß nämlich darin bestehen, der Seele allein Ideen und keine Empfindungen zuzuführen, so wie hingegen die gröbre Organisation nur dazu

bestimmt

bestimmt ist, gewisse Eindrücke von äußren Dingen aufzufangen, und davon durch Hülfe der feinren Organisation, die Seele zu benachrichtigen, oder äußre Empfindungen zu erregen. Die Wirkungen der feinren Organisation sind also bloß Ideen, mit der gröbren zusammen aber, Empfindungen. In beyden Fällen ist die feinre Organisation das unmittelbare Werkzeug, wodurch die Seele zu diesen Ideen gelangt; aus dem zwischen ihnen angemerkten Unterschiede aber läßt sich vermuthen, daß die Art der Wirksamkeit, worin die Nervenanfänge durch die Wirkung der Seele gesetzt werden, verschieden seyn müsse von derjenigen, worin sie durch die gröbre Organisation und von außen her versetzt wird.

§. 24.

Fernerer Unterschied beyder Organisationen.

Indem ich den Unterschied zwischen diesen Ideen ursprünglich auf den Unterschied der gröbren

bren und feinren Organisation gründe, so wird es diesem Satz zur Bestätigung gereichen, wenn ich den Unterschied der beyden letztren durch noch andre Erfahrungen beweise. Eine besonders merkwürdige Sache ist es, daß beyde Organisationen, ob sie gleich aus eben denselben Nerven bestehen, dennoch so verschiedn von einander sind, daß die Wirksamkeit der feinren Organisation, in so fern als die Seele sie in Thätigkeit setzen kann, auf keine Weise von der gröbren Organisation abhängig ist. Der gröbre Theil der Nerven kann zerstört, und, auf welche Art es wolle, ganz unbrauchbar und zur thätigen Wirksamkeit untüchtig gemacht werden, und der feinre Theil derselben verliert dennoch dadurch nicht das geringste von seinen Eigenschaften; er behält nach wie vor seine völlige Wirksamkeit. Es ist eine bekannte Erfahrung, daß Personen, die zufälliger Weise ums Gesicht oder Gehör gekommen sind, oder

auch

auch Alters halber diese Sinne verloren haben, doch im Stande bleiben, die Ideen von den vormals gehabten Empfindungen dieser Art itzt noch eben so gut wieder hervorzubringen, als damals, da die Nerven dieser verlornen Sinnen noch in dem besten Zustande waren, und sie diese Empfindungen selbst noch hatten oder haben konnten.

Einen andren Beweis dieser Unabhängigkeit geben die Träume. Denn indem wir schlafen, ist es offenbar, daß die äußren Sinne und die Nerven ihrer Werkzeuge, oder was einerley ist, die gröbre Organisation, dergestalt erschlafft und zu aller Wirksamkeit untüchtig sind, daß kein äußrer Gegenstand seine gewöhnliche Wirkung mehr darauf thun kann. Und dennoch beweiset oft zu eben derselben Zeit die feinre Organisation vielleicht mit noch mehr Munterkeit, als sonst, ihre geschäftige Wirksamkeit, und bringt tausenderley Ideen ehmaliger

liger Empfindungen sehr lebhaft wieder hervor.

Die feinre Organisation kann also ungestört ihr Geschäfte verrichten, wenn gleich die gröbre zu dem ihrigen nicht mehr im Stande ist. Umgekehrt aber läßt sich der Fall nicht gedenken, weil die feinre Organisation das unmittelbare Werkzeug der Seele ist, und wenn dieses untauglich geworden, so können auch die Wirkungen der gröbren Organisation nicht weiter zur Gewahrnehmung der Seele gebracht werden, und die Seele würde weder Ideen noch Empfindungen mehr haben.

Sollte ein Mensch seiner ganzen gröbren Organisation, und auch eines Theils der feinren ganz und gar verlustig werden, es blieben aber dabey die Anfänge der Nerven zum Gebrauch der Seele tüchtig, so würden ihm zwar die Mittel und Werkzeuge benommen seyn, wodurch er zu neuen Kenntnissen der Welt, oder zu neuen äußren Empfindungen gelangen könnte, er würde aber doch alle Ideen seiner ehmaligen Empfindungen behalten, und würde noch immer im Stande seyn, alles das daraus zu abstrahiren und herzuleiten, was daraus abstrahirt und hergeleitet werden könnte. Er würde diese Ideen verbinden und trennen können, ja er würde sich noch immer Systeme von Wahrheiten erbauen, die aber nur allein auf seine ehmaligen Empfindungen gegründet seyn würden. Fast eben so ergeht es denjenigen Gelehrten, die es nicht der Mühe werth halten, sich um die neueren Entdeckungen in ihrer Wissenschaft zu bekümmern.

§. 25.

Von den Grenzen des Einflusses oder der Wirkungen der Seele auf die Organisationen.

Die Ideen von gehabten Empfindungen können sich also vollkommen in uns ausbilden, ohne daß es nöthig ist, daß die Nerven der

grö-

gröbren Organisation dabey in Wirksamkeit gesetzt werden; und deswegen ist es auch eben so wenig nöthig, daß sich die Wirkung der Seele bey Hervorbringung einer solchen Idee, weiter erstrecken dürfe, als höchstens so weit die Grenzen der feinern Organisation gehen. Hierbey entsteht die wichtige Frage, ob es überhaupt nicht möglich sey, daß die Wirkungen der Seele und die Folgen davon sich weiter und bis in die gröbre Organisation erstrecken können; und wenn das nicht möglich ist, ob die Schuld daran liege, daß die Seele nicht Kraft genug dazu besitze, oder in gewöhnlichen Fällen anwende, oder ob es daran liege, daß die Natur des Werkzeuges, worauf die Seele unmittelbar wirkt, welches die Anfänge der Nerven sind, nicht von der Beschaffenheit sey, daß die Wirkungen der Seele dadurch weiter fortgepflanzt werden könnten; in welchem letztern Fall es also auf die Kraft der Seele, sie mag an sich auch noch so stark oder noch so schwach seyn, gar nicht ankommen würde.

Ich gestehe, daß ich anfänglich selbst der Meynung gewesen bin, die Seele könne in ausserordentlichen Fällen und bey gewissen Anordnungen im Gehirn, die Kraft ihrer Wirkungen auf die Anfänge der Nerven so weit ausdehnen, daß auch die gröbre Organisation dadurch in Wirksamkeit gesetzt werden könne; und daß dies der Grund sey, warum Enthusiasten und Wahnsinnige, oder auch bisweilen Personen in hitzigen Krankheiten, das, was in ihnen nur Einbildungen und Ideen sind, für wahre äussre Empfindungen ansehen. Allein nachdem ich Veranlassung bekommen habe, der Sache weiter nachzudenken, so lasse ich diese Hypothese fahren.

Wäre die Seele im Stande, durch ihre eigene Kraft Veränderungen in der gröbren Organisation zuwege zu bringen, so würde bey

der

der Art der Wirkung, welche den Nerven natürlich ist, nämlich solche, die sich immer aufwärts nach ihren Anfängen fortpflanzt, die Seele eine Gewahrnehmung erlangen, die in Absicht ihrer, eine vollkommene äußre Empfindung seyn müßte, obgleich dieselbe von keinem äußren Gegenstande ursprünglich hergerührt hätte; welches, es sey oder es sey nicht, wenn nur die gröbre Organisation mit wirket, in Absicht der Seele gleichviel ist. Natürlicher Weise müßte auch eine solche weit ausgebreitete Wirkung der Seele, der Erfolg von einer mehr als gewöhnlichen Stärke derselben oder einer mehr als gewöhnlichen Anstrengung ihrer Kraft seyn. Denn daß Zerrüttungen im Gehirn diese Wirkungen erleichtern könnten, läßt sich auf keine Weise absehen oder begreiflich machen. Nun aber ist es eine ganz unerhörte Sache, und kein Beyspiel davon aufzuweisen, daß ein Mensch, der völlig bey sich selbst gewesen, es je durch seine Kraft dahin gebracht habe, irgend eine Idee von einer gehabten äußren Empfindung mit solcher Stärke wieder hervorzubringen, daß sie in Absicht der Seele die wirkliche äußre Empfindung wiederum geworden wäre. Es giebt viel Menschen, die eine außerordentliche Kraft der Seele haben, die auch bisweilen ihre äußerste Aufmerksamkeit auf gewisse gehabte äußre Empfindungen anstrengen, aber noch niemals ist es ihnen gelungen, oder vielmehr mißgelungen, eine solche Idee bis zur wirklichen äußren Empfindung zu treiben, welches doch wohl ein oder das andre Mal hätte geschehen müssen, wenn es von der Anstrengung ihrer Kraft abgehangen hätte, die gröbre Organisation wirksam zu machen.

Etwas Aehnliches dem Anscheine nach, ereignet sich bey gewissen Personen, denen wir doch, wie der Sprachgebrauch es sehr richtig bezeichnet, im geringsten keine vorzügliche

Kraft

Kraft der Seele einräumen, ich meyne, bey Schwachsinnigen, Enthusiasten, Wahnwitzigen, und im Kopfe Verrückten. Ich nenne es nur dem Anscheine nach etwas Aehnliches, denn im Grunde ist es eine Erscheinung, die sehr verschieden ist von dem, wovon hier die Rede ist. Wir wollen die Sache genauer beleuchten. Man sagt von dergleichen Personen, sie hielten ihre Einbildungen für wirkliche Empfindungen; und in der That, braucht man nur solche mitleidenswürdige Personen zu kennen, um die Sache selbst mehr als zu wahr zu befinden. Allein man untersuche einmal, was eigentlich darunter verstanden werden muß, wenn diesen Personen solche unglückselige Eigenschaft zugeschrieben wird. Soll etwan so viel damit gesagt werden, daß Personen in hitzigen Fiebern, daß Wahnsinnige und Rasende, ihre Ideen von vormals gehabten Empfindungen für wahre gegenwärtige Empfindungen halten?

ten? Und das müßte doch gesagt werden können, wenn diese Beyspiele beweisen sollten, daß es möglich sey, daß die Seele durch eigene Kraft die gröbre Organisation in Wirksamkeit setzen, und sich auf diese Weise vormalige äußre Empfindungen selbst verschaffen könnte. Wenn dieß seyn sollte, so müßten auch diese Personen ihr vormaliges Leben wieder leben, und gehabte Empfindungen wieder empfinden.

Allein Wahnsinnige, Enthusiasten, und wie sie alle heißen, glauben nicht ihre vormalige wahre Empfindungen itzt wieder zu empfinden, sondern ihre Einbildungen, Ideen, die im Ganzen niemals wirkliche Empfindungen gewesen sind, halten sie in ihrem itzigen Zustande für wahre und wirkliche Empfindungen. Einbildungen, und Ideen gehabter Empfindungen, sind an sich sehr von einander unterschieden. Beyde werden auf verschiedene Art, und wenn man will, auch durch verschiedene Kräfte erzeugt.

zeugt. Sind gewisse Ideen im Ganzen, und mit allen ihren Umständen vormals nie wahre äußere Empfindungen gewesen, so ist es augenscheinlich ganz und gar unmöglich, daß sie durch die vermehrte Wirkungskraft der Seele auf solche Nerven, wodurch sie derselben vorgestellt werden, bis zur äußren Empfindung getrieben werden könnten, indem nichts ganz Neues, ohne Mitwirkung gehöriger Gegenstände außer uns, in die äußren Sinne gebracht werden kann; und dieß müßte doch möglich seyn, wenn Einbildungen zu wirklichen Empfindungen gemacht werden könnten.

Wenn also kranke, schwache, wahnsinnige und enthusiastische Köpfe, ihre Einbildungen auch wirklich für äußre Empfindungen halten, so folgt daraus doch noch nicht, daß es möglich sey, durch eine besonders große Anstrengung der Aufmerksamkeit auf gewisse Ideen gehabter Empfindungen, die gröbren Nerven der sinnlichen Werkzeuge in Bewegung zu setzen, und auf solche Weise dergleichen Ideen in wirkliche äußre Empfindungen zu verwandeln.

§. 26.

Was das eigentlich für ein Zustand sey, worin wir unsre Einbildungen für Empfindungen halten.

Allein, wird man sagen, es mag zugehen, wie es will, so ist es doch nun einmal so; die Erfahrung überzeugt uns, daß dergleichen Leute ihre Einbildungen doch für wirkliche Empfindungen halten, und woher kommt das, wenn sie nicht ihre Einbildungen bis zur Stärke der Empfindungen treiben können?

Zuerst muß angemerkt werden, daß, wenn gesagt wird, es halte Jemand seine Einbildungen für äußre Empfindungen, dadurch noch nicht zugestanden ist, daß sie auch in der That wirkliche äußre Empfindungen sind. Denn wirkliche außre Empfindungen, sind

solche

solche Ideen, bey deren Erzeugung die gröbre Organisation mit wirksam ist. Eine wirkliche äußre Empfindung würde aber dem ungeachtet keine wahre seyn, wenn nicht die Wirksamkeit der gröbren Organisation von einem Gegenstande außer uns herrührte. Es kann also Jemand eine Einbildung für eine Empfindung halten, ob es gleich keine wirkliche, viel weniger eine wahre äußre Emfindung zu seyn braucht. Darnach ist in Erwägung zu ziehen, daß unsre Aufmerksamkeit ihrer Natur nach alles bemerken muß, was in den Anfängen der Nerven nur immer vorgeht. Natürlicher Weise ist also dieselbe allemal zugleich auf mehrere Ideen, obgleich nicht in gleichem Maaße, gerichtet und vertheilt. Denn es ist unstreitig, daß wir allemal, so lange wir wachen, neben unsren Gedanken auch äußre Empfindungen haben; und wir können niemals ganz ohne solche seyn. Die Vergleichung unserer äußren

Empfindungen so wohl unter einander, als in Beziehung auf uns selbst und unsre übrige gegenwärtige Ideen, diese Vergleichung die auch von selbst, und ohne daß wir es wissen und wollen, geschieht, begleitet uns beständig mit der Idee von unsrer gegenwärtigen wahren Lage und Stelle in der Welt.

Ist diese Vorstellung der Sache, wie ich nicht zweifle, richtig, so folgt von selbst daraus, daß, je mehr unsre Aufmerksamkeit von wahren gegenwärtigen äußren Empfindungen abgezogen wird, und je schwächer folglich die uns sonst natürliche Vergleichung derselben untereinander und mit uns selbst ausfällt, desto weniger müssen wir uns auch unsrer wahren Lage, und der wahren Umstände, die uns umgeben, bewußt seyn. In diesem Zustande, worin wir von den ersten und nöthigsten Kennzeichen der Wahrheit schon ziemlich weit entfernt sind, muß uns jedwede andre Idee, wenn sie

von

von der Einbildungskraft ausgemalt wird, nothwendig eben so wahr und richtig vorkommen, als wäre sie durch einen wirklichen äußren Gegenstand in uns verursacht worden. Denn in eben dem Maaße als die Vergleichung der Ideen aufhört, hört auch ihr Unterschied auf. Es ist nicht zu verwundern, daß sodann unsre eigene Gedanken und Einfälle, uns als Stimmen vorkommen werden, die nach Gelegenheit der Umstände, entweder vom Himmel herab erschallen, oder von Engel und Menschen zu uns gesprochen werden. Selbstgespräche müssen das Ansehn von Unterredungen bekommen, die wir entweder halten hören, oder selbst mit andren halten, und mit einem Worte, jedwede Einbildung wird uns die Dienste einer Empfindung leisten. Wenn dieser Zustand zunimmt, und entweder alle wahre äußre Empfindungen ganz aufhören, oder was einerley ist, wenn wir gar nicht mehr auf sie merken, und sie folglich keinen Einfluß mehr auf unsre übrige gegenwärtige Ideen haben, so ist es nothwendig, daß diese alle uns eben so viel gelten müssen, als wahre äußre Empfindungen gegolten haben. In diesem Zustande befinden wir uns, wenn wir träumen, es sey schlafend oder wachend. Träume sind Einbildungen, und sie kommen uns so lange als Empfindungen vor, als wir nicht im Stande sind, sie mit wahren äußren Empfindungen in Vergleichung zu stellen.

Der Zustand, worin uns Einbildungen so viel als Empfindungen gelten, kann oft unterbrochen werden, und hat seine verschiedene Grade. Der Melancholische, der Trunkene, der Enthusiast, der Träumende, der Wahnsinnige, und der Rasende, kommen zuweilen zu sich selbst, das ist, sie achten zuweilen auf ihre äußre Empfindungen, und dann werden sie ihren wahren Zustand gewahr, oder gelangen zum Bewußtseyn ihrer selbst.

§. 27.

Wie ein Mensch in den Zustand gerathen kann, seine Einbildungen für Empfindungen zu halten.

In den vorher erwähnten Zustand kann ein Mensch durch mehr als einen Weg gerathen; denn alles das, wodurch seine Aufmerksamkeit von den gegenwärtigen äußren Empfindungen abgezogen, und die Vergleichung derselben mit seinen übrigen gegenwärtigen Ideen schwerer gemacht oder gar verhindert wird, das alles kann ihn dahin bringen, diese für Empfindungen zu halten, oder was eben so viel ist, sich und seinen gegenwärtigen Zustand zu vergessen, und bloß in seinen Einbildungen zu leben und zu weben.

Die Aufmerksamkeit kann nicht in gleich hohem Grade auf mehrere gegenwärtige Ideen zugleich

zugleich gerichtet seyn. Was wir einer Idee an Aufmerksamkeit schenken, müssen wir der andren entziehen. Es kann sich darum zutragen, daß unter gewissen Umständen eine Idee von mehrern, die uns gegenwärtig sind, unsre ganze Aufmerksamkeit so auf sich ziehen kann, daß wir darüber die übrigen alle vergessen oder ihre Gegenwart nicht bemerken. Dieser Zustand dauert länger, und kann gar zur Gewohnheit werden, wenn eine Gattung gewisser Ideen, vor allen andren uns ausnehmend intereßirt. Sie zieht dann unsre ganze Aufmerksamkeit, die ihr willig folgt, auf sich, gewinnt dadurch immer mehr Lebhaftigkeit, und wird mit einem Worte, unsre Lieblingsidee.

Ueberläßt sich nun Jemand solchen angenehm beschäftigenden Ideen, so werden solche unvermerkt mit allen seinen übrigen Ideen verknüpft, und schleichen sich überall mit ein.

Da=

Dadurch vervielfältiget und vergrößert sich die Beziehung und der Zusammenhang der Lieblingsideen mit allen andren dergestalt, daß ein solcher Mensch fast keine Idee hat, die nicht diese zur Begleiterin haben sollte. Auf solche Weise nimmt eine Lieblingsidee an Lebhaftigkeit und Stärke je mehr und mehr zu, indem sie bey der Wirkung von fast allen Nerven, als eine Nebenidee mit hervorgebracht wird, und eben dadurch diese Vergesellschaftung durch Uebung und Gewohnheit immer leichter und besser von statten geht. Hat nun ein Mensch durch Unachtsamkeit auf sich selbst, sich erst bis so weit bringen lassen, dann bedarf es nur der geringsten Widerwärtigkeit, die ihn in dem itzigen oder zukünftigen Genuß einer solchen vielversprechenden Lieblingsidee, seiner Meynung nach zu stören droht, oder er findet sonst plötzlichen Widerstand, so wird er leicht mit der ganzen Welt unzufrieden, entzieht sich noch

mehr

mehr aller Gelegenheit zu lebhaften äußren Empfindungen, und indem er sich zur Schadloshaltung dafür bloß an seinen Lieblingsideen ergötzet, so befindet er sich schon ohne es zu wissen in dem Zustande eines Träumenden, davon die längere Fortdauer ihn endlich um den Gebrauch seiner Aufmerksamkeit auf äußre Empfindungen, und vornehmlich um die sonst natürliche Vergleichung derselben mit sich selbst bringen, und von aller wahren Erkenntniß seiner selbst und der Umstände, darin er ist, entfernen kann.

Aus diesem traurigen Zustande können solche Personen nicht leicht auf eine andre Art wieder zu sich selbst gebracht werden, als durch abwechselnde und zerstreuende äußre Empfindungen, worauf sie von sanften und nachgebenden Freunden aufmerksam gemacht werden müssen. Welche Absichten am besten, wie es auch die

Erfah-

Erfahrung zeigt, durch Veränderung des Aufenthalts und Reisen erreicht werden können.

Außer den erwähnten Ursachen sind auch körperliche Krankheiten im Stande einen Menschen plötzlich dahin zu bringen, seinen Einbildungen nicht selten den Werth der Empfindungen beyzulegen. Wenn ich den Fall ausnehme, da durch außerordentliche Hitze und Heftigkeit des aufsteigenden Bluts nach dem Kopfe, die feinre Organisation in sehr starke und schnelle Wirksamkeit gebracht wird, davon die lebhaft hervorgebrachte Ideen die Aufmerksamkeit von den äußren Empfindungen ab und allein auf sich ziehen, so kann ich es mir nicht begreiflich vorstellen, daß sonst durch irgend einen andren unnatürlichen Zustand des Gehirns, die Aufmerksamkeit an sich selbst mehr auf gewisse Ideen, als auf äußre Empfindungen sollte können gezogen werden, es sey denn, daß dadurch einige bis dahin versteckt gelegene Lieblingsideen ein merkliches Uebergewicht an Interesse und ein stärkeres Licht in Vergleichung gegen äußre Empfindungen sollten erlangen können.

Wenn ich also gleich nicht zugeben kann, daß Krankheiten oder eine Unordnung und Zerrüttung des Gehirns, auf die Aufmerksamkeit selbst einen unmittelbaren Einfluß haben, und selbige unmittelbarer Weise von einigen Ideen ab, und auf andre lenken könnten, so deucht es mir doch sehr wahrscheinlich zu seyn, daß durch solche Krankheiten, welche die Kräfte des Gehirns schwächen, oder einen Theil desselben entweder verhärten oder zu flüßig machen, und was dergleichen mehr ist, alle oder doch eine gewisse Art der Vergleichung mehrerer Ideen mit einander sehr erschwert oder wohl gar unmöglich gemacht werden mag. Denn zur Vergleichung mehrerer Ideen unter einander wird nothwendig erfodert, daß die Seele mehrere verschiedene Nerven in Wirksamkeit

erhal-

erhalte, um die dadurch veranlaßte und davon abhängende Ideen gegen einander zu betrachten, und zu vergleichen. In dieser Rücksicht können nun wohl die Hindernisse, warum dieses schwerer und nicht vernehmlich genug geschieht, in den Nerven der feinren Organisation befindlich, und durch obgedachte Arten der Krankheit verursacht werden seyn.

Wenn in diesem Fall Jemand seine Einbildungen für Empfindungen hielte, so würde es nicht um deßwillen geschehen, weil solche einen hohen Grad der Lebhaftigkeit hätten, oder ein ausnehmendes Interesse mit sich führten, auch nicht darum, weil seine Aufmerksamkeit von den äußren Empfindungen ganz wäre abgezogen worden, sondern allein deßhalb, weil es ihm an der erforderlichen natürlichen Vergleichung seiner Einbildungen mit den Empfindungen ganz oder zum Theil fehlen würde.

Unsre Natur bringt es auch so mit sich, daß, wenn wir ohne äußre Empfindungen uns befinden, oder wenn unsre Aufmerksamkeit, es sey auf welche Weise es wolle, davon abwendig gemacht wird, alsdann Einbildungen, zumal wenn ein lebhaftes Interesse sie beseelt, die Stelle der Empfindungen einnehmen, und uns eben das sind, was diese uns zu seyn pflegen. Wer hieran zweifeln wollte, der müßte in seinem Leben noch nie durch die bezaubernde Gewalt irgend einer schönen Kunst angenehm seyn getäuscht worden, und sich noch nie in die neu erschaffene Welt des Künstlers versetzt gefühlt haben. — Die Regeln der Illusion, sind die Regeln, wornach Einbildungen durch ein immer zunehmendes Interesse so stark und lebhaft gemacht werden können, daß sie unsre ganze Aufmerksamkeit allein auf sich zu ziehen vermögend werden, und enthalten dabey die Vorschriften, wie dieser bezauberte Zustand

mit

mit Behutsamkeit zu unterhalten, und desselben unzeitige Unterbrechung durch unharmonische Empfindungen vermieden werden muß.

§. 28.

Ob die äußren Empfindungen allemal stärker sind, als bloße Ideen, und ob sich ihre Stärke gegen einander vergleichen läßt.

Ich komme wieder auf meinen vorigen Satz zurück, nach welchem ich behauptet habe, daß die Kraft der Seele, die Folgen ihrer Wirkungen niemals, auch nicht bey der äußersten Anstrengung, bis in die gröbren Nerven der sinnlichen Werkzeuge treiben könne. Ich habe gezeigt, daß diejenigen Erscheinungen, die etwan das Gegentheil zu beweisen das Ansehen haben, hierher gar nicht gehören, und aus ganz andren Ursachen erklärt werden müssen. Hier habe ich es nun noch mit einem andren Einwand zu thun, der wenigstens die Möglichkeit einer solchen verstärkten Wirkungskraft der Seele wahrscheinlich zu machen die Absicht hat.

Man sagt, der Unterschied zwischen den Ideen und Empfindungen bestehe überhaupt auch mit darin, daß diese weit mehr Stärke und Lebhaftigkeit hätten, als jene. Dieß als wahr vorausgesetzt, so sey es gar wohl möglich, daß die Seele ihre gewöhnliche Kraft in Hervorbringung einer Idee dergestalt vermehren könne, daß solche die Stärke einer wirklichen äußren Empfindung erlangen müsse. Wäre es also auf diese Weise möglich, daß die Seele durch eine größre Anstrengung ihrer Kraft, eine bloße Idee zur Würde einer äußren Empfindung zu erheben vermöchte, so würde es ihr auch möglich seyn, die Wirkungen ihrer Kraft, bis in die gröbre Organisation zu treiben; wenn es nämlich schlechterdings nothwendig seyn sollte, daß eine Idee nicht anders zur Stärke einer äußren Empfindung gelangen könnte, als durch Mitwirkung der gröbren Organisation.

Es ist wahr, fast durchgängig wird gesagt, daß diejenigen Ideen, die von der Seele hervorgebracht werden, so stark und lebhaft nicht sind, als die, welche durch den Eindruck äußrer Gegenstände in uns erregt werden. Allein dieser Satz, wenn er so ganz allgemein ausgedrückt wird, scheint mir, wo nicht unrichtig, doch gewiß großen Ausnahmen unterworfen zu seyn. Allenfalls würde derselbe da anzuwenden seyn, wo von solchen Ideen die Rede ist, welche der Seele nur allein dasjenige genau wieder vorstellen sollen, was eine vormalige Empfindung ihr vorgestellt hat. Und das sind die ganz eigentlichen Gedächtnißideen. So bald aber auch darunter solche Ideen mit begriffen werden, die entweder von der Seele als ein neues Ganzes erschaffen werden, oder dabey sie doch durch ihre eigene Kraft etwas hinzu thut, so bald hört die Allgemeinheit dieses Satzes auf, indem es eine Menge bekannter Erfahrungen giebt, welche beweisen, daß dergleichen Ideen unter gewissen Umständen oft mehr Stärke und Lebhaftigkeit besitzen, als ähnliche äußre Empfindungen, man mag allein auf sie selbst, oder auch auf ihre Folgen sehen. Eigentlich aber kann, wie mich dünkt, die Stärke und Lebhaftigkeit, welche einer Idee, von der äußren Empfindung mitgetheilt wird, gar nicht in Vergleichung gestellt werden, mit derjenigen Stärke und Lebhaftigkeit, welche einer Idee bloß durch die Kraft der Seele gegeben wird. Die Lebhaftigkeit und Stärke der erstren Art beruht allein auf der Stärke und Lebhaftigkeit der Kraft, womit die äußren Gegenstände auf unsre Nerven wirken, und besteht in einer schnellern und stärkern Wirksamkeit der gröbren Nerven unsrer sinnlichen Werkzeuge. Dagegen aber besteht diejenige Art der Stärke und Lebhaftigkeit der Ideen, wovon allein die Seele Urheberin ist, in der Menge

der

der Beziehungen und Verhältnisse, welche sie mit einer Idee zu verbinden weiß, und sie mit dieser Idee auf einmal sich wieder vorzustellen vermögend ist. Bey dieser Art der Lebhaftigkeit und Stärke bleiben die gröbren Nerven in Ruhe, von den Nervenanfängen aber werden viel Tausende auf einmal in Wirksamkeit gesetzt, und eine solche Lebhaftigkeit und Stärke kann die äußre Empfindung keiner Idee jemals mittheilen. Das sind Anblicke für die Seele, wodurch ihre Kräfte zu Wundern der Thätigkeit erhoben werden; sie sind die Ursache, warum Menschen in den äußersten Martern mit Zufriedenheit haben lächeln können, und warum noch Wunden und Tod fürs Vaterland mit freudigem Muthe übernommen werden.

Je mehr ich diesem Unterschiede in Ansehung der Stärke und Lebhaftigkeit unsrer Ideen nachdenke, desto mehr kommt es mir vor, als wenn die Grade der Stärke in beyderley Arten der Ideen, sie mögen steigen oder fallen, doch immer ganz verschiedene Richtungen halten, so daß beyde niemals zusammen treffen, und weder durch Vermehrung noch Verminderung dieser Stärke, die eine Art der Ideen das werden kann, was die andre ist; beyde können niemals für eine unbestochene Aufmerksamkeit, gerade einerley Erscheinungen geben.

§. 29.

Warum es ganz unmöglich zu seyn scheint, daß bloße Ideen je die wirklichen Eigenschaften wahrer Empfindungen erlangen können.

Außer den Gründen, die ich angeführt habe, um es außer Zweifel zu setzen, daß bloße Ideen und äußre Empfindungen, weder an Stärke noch sonst an ihren übrigen Eigenschaften sich einander völlig gleich werden können, wenn sie gleich in denen Fällen, in welchen die gemeine und natürliche Aufmerksamkeit entweder verscheucht oder bestochen ist, noch so sehr einerley Ansehen bekommen hätten, finde ich noch für die=

diese Meynungen einen sehr wahrscheinlichen Grund, der in der Natur des Werkzenges selbst, worauf die Seele ihre Wirkungen äußret, zu liegen scheint. Ich halte es nämlich für höchst wahrscheinlich, daß die Vorstellungsnerven, welche die Eindrücke von den äußren Gegenständen der Seele zuführen, und auf welche die Seele bey Hervorbringung einer Idee wiederum wirkt, ihrer Natur nach eben so wenig die Eigenschaft besitzen, die Wirkungen der Seele weiter vorwärts in dem Nerven fortzupflanzen, als wenig die Bewegungsnerven ihrer Natur nach geschickt sind, die ihnen mitgetheilte Wirksamkeit aufwärts nach ihren Anfängen hin wieder zurück zu äußren. Diese besondre Eigenschaft ist in Ansehung der Bewegungsnerven ausgemacht; in Ansehung der Vorstellungsnerven aber ist doch so viel gewiß, daß sie ihrer Natur nach die Eindrücke, die sie empfangen haben, allemal nach ihren Anfängen

fängen hin, bis zur Gewahrnehmung der Seele führen. Da nun kein Beyspiel anzuführen, es auch an sich nicht wahrscheinlich ist, daß diese Nerven auch zugleich die entgegen gesetzte Eigenschaft besitzen, und die empfangenen Eindrücke eben so gut vorwärts als rückwärts fortpflanzen sollten, so deucht mir, man könne sicher genug schließen, daß es der Natur der Vorstellungsnerven entgegen sey, die Wirkungen der Seele weiter niederwärts mitzutheilen und fortzupflanzen. Es scheint vielmehr, daß die ganze Handlung der Seele, wenn sie auf die Anfänge der Vorstellungsnerven wirkt, sich mit der augenblicklichen Gegenwirkung dieser Anfänge endige; so wie hingegen die Anfänge der Bewegungsnerven, wenn die Seele auf sie wirkt, keine Gegenwirkung äußren, sondern die Wirkung dem Nerven weiter mittheilen, und bis zu dem bestimmten Gliede fortpflanzen.

Hier=

Hiernach würde es also unmöglich seyn, daß die Seele durch ihre Kraft, die gröbren Vorstellungsnerven in Wirksamkeit setzen, oder einer bloßen Idee die Eigenschaften einer wirklichen äußren Empfindung mittheilen könnte. Ja es ist nicht einmal glaublich, daß die Wirkungen der Seele bey Hervorbringung einer Idee, sich durch die ganze feinre Organisation erstrecken mögen, vielmehr ist zu vermuthen, daß sie bloß bey den ersten Nervenanfängen stehen bleiben, und sich nicht im geringsten weiter mittheilen. Eine Wirkung, welche sich in den Vorstellungsnerven noch weiter erstrecken sollte, scheint auch überflüßig zu seyn, weil es in Absicht der Seele, zu einer Idee genug ist, wenn nur die ersten Nervenanfänge wirken; da so gar bey der lebhaftesten äußren Empfindung, die Seele weiter nichts als allein die nächste Wirkung der Nervenanfänge gewahrnehmen kann.

Auf diese Weise hätte nun auch die Natur aufs weiseste dafür gesorgt, daß wir Menschen bey Anwendung der natürlichen und gemeinen Aufmerksamkeit, niemals eine wahre und wirkliche äußre Empfindung mit einer bloßen Idee verwechseln können. Wäre diese erste Quelle der Wahrheit nicht auf eine so unüberwindliche Weise für allen Irrthum in Sicherheit gestellt worden, und könnte die Wirklichkeit äußrer Empfindungen in unauflösliche Zweifel verhüllt werden; der Mensch würde schon längst ein wehrloser Raub seiner eigenen Zweifelssucht geworden seyn.

§. 30.

Unterschied der feinren Organisation von der Seele selbst.

Vielleicht hat mancher von meinen Lesern mir schon lange den Vorwurf gemacht, daß ich bey dem wichtigen Geschäfte der Wiederhervorbringung und Vergesellschaftung unsrer

Ideen, der Seele zu wenig, und dem Körper insonderheit der feinren Organisation zu viel zugeschrieben habe. Und freylich ist bisher diese Lehre vielfältig so vorgetragen worden, daß man schließen mußte, die Seele bringe aus sich selbst und aus ihrem eigenen Grunde die Ideen wieder hervor, sie gebe Stoff und Kraft dazu her, und sey auch ohne Nerven und feinre Organisation, oder sonst dergleichen Etwas, im Stande zu denken und sich mit Ideen zu beschäftigen. Mit einem Worte, man hat oft alles, was ich der feinren Organisation beylege, der Seele selbst, und ihr allein zugeschrieben.

Indessen halte ich doch dafür, daß die Meynungen, die hier vorgetragen worden, auf guten Gründen beruhen, auch daß die feinre Organisation mit allen denen Beschaffenheiten, die ihr beygelegt worden, von der Seele selbst mit Grunde unterschieden werden müsse.

Man

Man würde sich die Seele, als ein Wesen von sehr grober Materie denken, wenn man sich vorstellen könnte, daß Krankheiten, Gebrechen des Körpers, Schlagflüsse und Schwächlichkeiten des Alters, die wesentlichen und eigenthümlichen Eigenschaften der Seele zu verändern oder gar zu vernichten im Stande wären. Wie viel Ideen aber, wie viel Zusammenhang derselben, wie viel Kenntnisse und Fähigkeiten werden nicht täglich durch solche und andre körperliche Zufälle mehr, rein ausgelöscht und vernichtet! Man muß also entweder eine Seele von grober Materie annehmen, die theilweise verändert und verdorben werden kann, oder man muß zugeben, daß alle Einflüsse, die vernünftiger Weise dergleichen Zufälle auf die Ideen und Fähigkeiten der Seele haben können, in weiter nichts als darin bestehe, daß allein die Werkzeuge, welche die Seele zur Hervorbringung ihrer Ideen, und zur Verbindung und geschwinder Uebersicht derselben nothwendig gebraucht, verdorben und unbrauchbar gemacht werden; und diese Werkzeuge sind die Anfänge der Nerven, und gehören zu unserer feinren Organisation überhaupt.

Ich weiß es, daß in Ansehung der Folgen, die hieraus noch weiter gezogen werden können, sehr subtile Fragen vorkommen; es ist aber hier nicht der Ort, solche zu untersuchen.

§. 31.

Von den materiellen Ideen.

Der in die Augen fallende Einfluß, den die Nerven und das Gehirn auf die Seele haben, ist der Grund, warum man schon lange geglaubt hat, daß auch umgekehrt mit einem jeden unsrer Gedanken eine gewisse Bewegung oder Verändrung im Gehirn verknüpft sey. Und diese Bewegungen hat man, materielle Ideen genennt. Nicht alle Verändrungen im Gehirn, davon die Seele eine Gewahrnehmung hat, gehören zu den materiellen Ideen. Es ereignen sich oft zufälliger Weise mancherley Veränderungen im Gehirn; es können Verhärtungen darin entstehen, es kann etwas Blut aus seinen Gefäßen treten, oder sich hin und wieder etwas Wasser sammlen. Diese und andre Verändrungen bringen oft einen Schmerz, und also eine Gewahrnehmung zuwege, aber deßwegen sind es doch keine materielle Ideen.

Eine materielle Idee, muß eine solche Verändrung im Gehirn seyn, welche unmittelbar eine Idee in der Seele erregt. Dieses geschieht auf zweyerley Art; einmal, wenn die Nerven von außen her in Wirksamkeit gebracht sind, so macht die letzte Aeußerung der Nervenanfänge die materielle Idee aus; und zweytens, wenn die Seele eine Idee aus eigener Kraft hervorbringt, und zu dem Ende auf die Nervenanfänge wirkt, so ist die Gegenwirkung der Nerven, wodurch die Idee in der Seele entsteht.

die

die materielle Idee. Es ist also klar, daß materielle Ideen nichts anders sind, als Aeußerungen von denen in Wirksamkeit gesetzten Nervenanfängen, die Ursache davon mag in gewissen äußren Gegenständen, oder in der Seele selbst anzutreffen seyn. Ob die materiellen Ideen eine Aehnlichkeit mit den Ideen der Seele haben, welche durch sie erzeugt werden, scheint eine unnütze Frage zu seyn, indem Ursache und Wirkung, wenn man sie unter sinnlichen Bildern sich vorstellt, keine Aehnlichkeit mit einander zu haben brauchen. Das Schießpulver hat mit dem Knall, den es verursacht, keine sinnliche Aehnlichkeit. Es kann hier genug seyn, wenn man überhaupt bedenkt, daß die Folgen einer Wirkung der Natur desjenigen Dinges gemäß seyn müssen, von welchem sie ein Accidenz sind, oder in welchem sie sich wirklich befinden, ohne daß es nöthig sey, dem Dinge, das wirkt, ähnlich zu seyn. Die Folgen aller Wirkungen auf die Seele, die Ursachen mögen seyn welche sie wollen, können der Natur der Seele zu Folge nichts anders seyn, als Ideen.

Mit den eigentlichen materiellen Ideen, muß auch nicht das verwechselt werden, was wir sinnliche Ideen zu nennen pflegen. Sinnliche Ideen, werden in einem Verstande den intellectuellen entgegengesetzt, in einem andern Verstande aber sagt man, daß unsre Ideen, auch die, welche am meisten intellectuel sind, etwas sinnliches an sich haben müssen; und dann sieht man entweder auf ihren ersten Ursprung, oder auf die Zeichen, womit sie ausgedrückt, oder wieder erregt werden können. Man sieht leicht, daß alle diese sinnliche Ideen, so wie die intellectuellen, wirkliche Ideen in der Seele seyn, und daher allemal ihre materiellen Ideen haben müssen, und daß also diese von jenen ohne Mühe unterschieden werden können.

Wei=

Weiter müssen auch die materiellen Ideen, von den Eindrücken in den gröbren Nerven unterschieden werden, welche bisweilen noch eine Zeitlang dauern, wenn gleich der Gegenstand, der sie verursacht hat, nicht mehr gegenwärtig ist. Dahin gehört die bekannte Erfahrung von dem feurigen Zirkel, den wir sehen, wenn im finstern eine glüende Kohle geschwind in einen Kreis herumgedreht wird. Dergleichen bleibende Bilder sind fortgesetzte Wirkungen der gröbren Organisation, und nicht eigentliche materielle Ideen.

Da also die materiellen Ideen, oder die thätige Wirksamkeit der Nervenanfänge, die nächste und unmittelbare Ursache aller unsrer Ideen sind, so läßt sich leicht begreifen, daß ein Wesen, welches mit unsrer Seele von einerley oder einer ähnlichen Natur wäre, und die Macht hätte unsren Nervenanfängen, es sey auf welche Art es wolle, gegenwärtig zu seyn, ganz natürlicher Weise, nicht allein alle unsre Ideen und Gedanken, so gut als wir selbst, vernehmen würde, sondern auch die Anfänge unsrer Nerven eben so leicht als wir selbst in Wirksamkeit setzen, und in uns dadurch Ideen hervorbringen könnte. So lange dergleichen in uns gewirkte fremde Ideen, sich nicht auf äußre Empfindungen und Thatsachen gründen würden, die wir in unsrem Leben noch niemals gehabt, niemals gehört und gewußt hätten, sondern welche im Grunde unsrer gesammten Erkenntniß gemäß wären, und nur allein den Zusammenhang, die Folge, Ordnung, und andre Verhältnisse unsrer Ideen beträfen, so lange würde auch mit Zuverläßigkeit noch nicht ausgemacht werden können, ob wir selbst oder ein fremdes Wesen solche Ideenfolgen in uns hervorgebracht hätte. Personen, die sich starke Einbildungen machen können, und sich viel damit beschäftigen, gerathen oft so wohl im Wachen

chen als im Träumen auf sehr sonderbare Ideenverbindungen, und sind geneigt, solche für Eingebungen zu halten.

§. 32.

Von den Bewegungen unsres Körpers.

Wir haben die unstreitige Erfahrung, daß wir unsren Körper nach Willkür und Gutfinden bewegen können, und daß alle diese Bewegungen ihren Ursprung und Quelle im Gehirn haben müssen. Die Seele hat also die Kraft in den Nerven eine solche Veränderung hervorzubringen, welche, indem sie sich weiter fortpflanzt, die Gliedmaßen unsres Körpers in Bewegung setzen kann. Man hat zwar bisher noch keinen in die Sinne fallenden Unterschied in den Nerven entdeckt, woraus geschlossen werden könnte, daß diejenige Nervenart, wodurch wir Bewegung im Körper veranlassen, von derjenigen unterschieden wäre, wodurch wir Ideen erlangen. Dem ungeachtet aber bleibt es mir doch höchst wahrscheinlich, daß beyderley Art Nerven ganz von einander verschieden seyn müssen. Ich habe es schon vorher (§. 29.) angeführt, daß die Natur und innre Einrichtung dieser beyderley Art Nerven von einander ganz unerschieden seyn müsse, weil ihre Art zu wirken gar nichts mit einander gemein hat. Die Vorstellungsnerven mögen einen Eindruck empfangen haben, wo es wolle, so wirken sie aufwärts hin nach ihren Anfängen, dahingegen die Bewegungsnerven allemal niederwärts nach ihren Enden hinwirken. Die Anfänge der Bewegungsnerven äußren daher auf die Wirkung der Seele keine Gegenwirkung, und geben in keinem Falle eine Idee, und die Vorstellungsnerven veranlassen keine Bewegung. Ich will indessen nicht behaupten, daß die Bewegungsnerven, eigene und abgesonderte ganze Nerven ausmachen; es scheint vielmehr, daß viele ihrer Fasern mit den Fasern der Bewegungsnerven sich zusammen in einem einzigen Nerven vereinigen, nach Gelegenheit sich wiederum trennen, und ihren Weg nach den Muskelfasern fortgehen. Dieß scheint mir die Ursache zu seyn, warum auch allen Bewegungsnerven, die Hervorbringung eines Gefühls zugeschrieben werden muß.

Die Eigenschaft der Bewegungsnerven, welche sie geschickt macht, die Bewegungen bis zu den Muskelfasern fortzupflanzen, kann ihre Regsamkeit genennt werden, und diese behalten sie so lange, als ihre freye Gemeinschaft mit dem Gehirn nicht gehemmt und unterbrochen ist. Merkwürdig ist es, daß der Einfluß, den die Seele auf diese Nerven hat, wenn sie die Regsamkeit derselben in Thätigkeit setzt, ganz anders beschaffen ist, als derjenige, den man durch Stechen, Beizen, und andre äußre Mittel zuwege bringt. In den angestellten Versuchen dieser letztern Art, werden alle und jede Muskeln und Gliedmaßen, wohin ein solcher gereizter Nerve und seine Zweige führen, in Bewegung gesetzt, und gerathen in Krampf. Dahingegen der Einfluß der Seele, die Bewegung nur allein zu dem Gliede führt, das bewegt werden soll; alle andre Muskeln, welche gleichfalls Zweige von eben diesem Nerven bekommen, bleiben dabey in Ruhe. Dieß zeigt wiederum die weisen Absichten, welche der Urheber der Natur bey Anordnung der großen Menge Nervenfasern, daraus jeder Nerve besteht, gehabt hat. Die Seele muß es also in ihrer Gewalt haben, von einem Nerven nur diejenigen Fasern in Regsamkeit zu bringen, die nach dem Gliede gehen, das sie bewegen will. Bewundernswürdig ist es dabey, daß, ob gleich die Seele, erst durch Nachahmung und Uebung die Anwendung dieser Kraft zu erlernen scheint, sie

sich

sich doch nicht leicht bey gesundem Zustande des Körpers darin versieht, und anstatt des einen Gliedes ein anderes bewegt.

Eine der wichtigsten Arten von Bewegungen, welche die Seele vornimmt, ist die Bewegung der Sprachorganen, wenn wir reden. Ein Kind lernt zuerst durch die Nachahmung Wörter aussprechen, und dann lernt es mit diesen Wörtern gewisse Ideen verbinden. Hierdurch entsteht nach und nach zwischen den Vorstellungsnerven und denjenigen Bewegungsnerven, welche nach den Sprachorganen gehen, ein Zusammenhang. Weil aber die Bewegung der Sprachorganen, um Wörter auszusprechen, zu den willkürlichen Bewegungen gehört, so hängt es von der Seele ab, ob sie das Wort, wovon die Idee durch die Gewahrnehmung der Sache in ihr erregt worden, aussprechen wolle oder nicht. Die Bewegungsnerven als solche wirken nicht aufwärts nach ihren Anfängen, und geben daher keine Idee, folglich kann man auch nicht eigentlich sagen, daß ihr Zusammenhang mit den Vorstellungsnerven, wechselsweise wirke. Das Sprachgeschäfte ist beynahe das wichtigste in der Erkenntniß des Menschen, die Betrachtung darüber gehört aber nicht hierher. Das einzige, was hier noch anzumerken ist, besteht darin, daß Schlagflüsse, welche der einen oder der andren Art Nerven, Nachtheil zuwege gebracht haben, es der Seele schwer machen können, die rechten Bewegungsnerven zu finden, um das gehörige Wort, wenn sie auch die Idee davon hat, aussprechen zu lassen. Man sieht oft, daß in solchem Fall, Personen ganz etwas anders sagen, als sie haben sagen wollen.

Mit den nicht willkürlichen und bloß mechanischen Bewegungen, die mit grosser Weisheit unsrer

unsrer Willkür und eigenen Besorgung nicht überlassen sind, hat es eine ganz andre Bewandniß. Ihre Quelle ist nicht immer von den Anfängen der Nerven, ja nicht einmal von den Nerven selbst herzuleiten, welches die mancherley Art Krämpfe beweisen. Einige dieser Bewegungen scheinen durch den Umlauf des Bluts, wovon das Herz das erste große Triebrad ist, hervorgebracht zu werden. Andre werden zwar vermöge gewisser Nerven, immer unterhalten, welche jedoch ihre Regsamkeit allein von dem beständig wiederholten Druck des umlaufenden Bluts, und der eingeathmeten Luft erlangen, und bey noch andren wirken alle diese Ursachen zugleich. In Ansehung derjenigen mechanischen und natürlichen Bewegungngn, davon die Quelle in den Nerven und zwar schon in dem Gehirn gesucht werden müßte, läßt sich muthmaaßen, daß durch einen Theil der feinen Ausdünstungen

von

von denen im Gehirn befindlichen kleinen Schlagadern, die Nerven ohne unser Zuthun in Wirksamkeit gesetzt und darin beständig erhalten werden. Die Wirklichkeit dieser Ausdünstungen, wodurch einige Nervenanfänge beständig sanft angesprützt werden, hat der Herr von Haller außer Zweifel gesetzt.

Fünfte Abtheilung.

Daß die grosse Verschiedenheit mancher Fähigkeiten der Menschen vornehmlich in der Verschiedenheit ihrer Organisationen zu suchen sey.

§. 33.

Es wird unter den Menschen, in Absicht ihrer Empfindungen, und übrigen Ideen, auch in Ansehung ihrer Bewegungen, ein großer Unterschied wahrgenommen.

Eine geringe Aufmerksamkeit wird uns sehr bald einen großen Unterschied unter den Menschen, so wohl in Ansehung ihrer Empfindungen und Ideen, als auch in Ansehung ihrer körperlichen Bewegungen bemerken lassen. Bey Einigen wird man durch unleugbare Proben der Erfahrung gewahr, daß, wo nicht alle Empfindungen und Ideen, doch einige Gattungen davon,

von, einen viel stärkern Eindruck machen, als bey Andren. Wiederum giebt es Andre, bey welchen so wohl Empfindungen als andre Vorstellungen unabhängig von der Stärke oder Schwäche der Eindrücke, weit geschwinder und leichter hervor gebracht werden, als bey Andren. Auch darin zeigt sich eine große Verschiedenheit der Menschen, daß Einige sich so wohl das, was sie empfinden, als was sie auf andre Weise erkennen, nach seinem ganzen Umfange weit klärer und deutlicher vorstellen können, als Andre, die, wenn sie sich gleich alle Mühe geben, es doch nicht dahin bringen können. Endlich findet sich auch in Ansehung der Bewegungen des Körpers eine große Verschiedenheit. Einige Menschen sind zu allen Arten der Handlungen gleich bereit, nichts macht ihnen Mühe; ihre Bewegungsnerven scheinen in einem hohen Grade reizbar, und zu jeder Thätigkeit gleich in Bereitschaft zu seyn. Da-

hinge-

hingegen andre sich in allen Stücken träge erweisen, und erst die stärksten Reize bekommen müssen, um in Thätigkeit gebracht zu werden.

Diese Verschiedenheiten der Menschen, geben in ihren mancherley Graden und Zusammensetzungen eine unübersehliche Menge verschiedener Fähigkeiten in verschiedenen Personen, und machen doch kaum die Hälfte der Farben aus, womit noch außerdem die Gemüthsarten der Menschen auf eine unterscheidende Art schattirt sind. Von den Neigungen und den Anlagen dazu, woraus die Verschiedenheit in den Gemüthsarten entspringt, sage ich hier nichts, weil wir die Empfindungen selbst, woraus sie ursprünglich herstammen, hier noch nicht genugsam haben entwickeln können.

§. 34.

Der Grund dieser Verschiedenheit, liegt hauptsächlich in der verschiedenen Beschaffenheit der Nerven, oder der Organisationen überhaupt.

Ohne einmal einzelne Erfahrungen zu Hülfe zu nehmen, läßt sich schon bloß aus dem in die Augen fallenden Begriffe, den man sich vom Menschen machen muß, daß er nämlich aus Leib und Seele bestehe, welche beyde innigst genau mit einander vereiniget sind, leicht abnehmen, daß wir keine Fähigkeiten besitzen können, die nicht zugleich in dem Körper und in der Seele ihren Grund haben sollten. Wenn wir aber doch der Quelle unsrer verschiedenen Fähigkeiten nachspüren wollen, um die Beschaffenheiten dieser letztren auf solche Art desto besser einzusehen, so ist es von Wichtigkeit auszumachen, ob die erste innre Ursache derselben in der Seele oder in dem Körper befindlich sey; und im Fall die dabey vorkommende Schwierigkeiten unüberwindlich sind, dennoch so viel möglich auszumitteln, wer von beyden, ob der Leib oder die Seele in dieser Hinsicht am meisten von dem andren abhänge, und wessen Wirkungen sich am meisten nach den Beschaffenheiten des andren bilden und richten müssen. Demonstrationen aus angenommenen abstrakten Begriffen scheinen hierin keine sichere Anleitung zu geben, und wenn wir bey Erfahrungen und bey demjenigen bleiben, was unmittelbar daraus folgt, so findet sichs, daß manche von den sogenannten Geistesfähigkeiten, größtentheils von der guten oder schlimmen Beschaffenheit unsrer Nerven und Organisationen abhängen.

Wie oft wird nicht das beste Gedächtniß, die lebhafteste Einbildungskraft, bewundernswürdige Klugheit, tiefe Einsichten, und reife Beurtheilungskraft, durch einen einzigen unglücklichen Zufall für das Gehirn, durch eine

Krankheit, einen Schlagfluß u. s. w. dergestalt verändert und zerstört, daß der ehemalige kluge und einsichtsvolle Mann gar nicht mehr zu erkennen ist. Selbst ohne besondre Krankheiten, kann allein schon ein hohes Alter, diesen Fähigkeiten nach und nach ihren Glanz, und ihre Stärke so benehmen, daß sie kaum noch Ueberbleibsel davon genennt zu werden verdienen.

Wird nun der Grund und die Ursache alles Wachsthums unsrer Geistesfähigkeiten in den Körper gesetzt, so läßt es sich ziemlich begreiflich machen, daß in einem Greise zu der Zeit, wenn sein Körper austrocknet, und sein Blut matter und beschwerlicher umläuft, auch zugleich sein Gehirn trockener, verhärteter, und unbeweglicher werden müsse; und daß folglich die Fähigkeit desselben, durch geschwinde und starke Wirksamkeit, seiner Seele auf einmal viel, und auf eine unterscheidende Weise vorzustellen, abnehmen müsse. Wird aber der Grund und die Ursache dieses Verfalls in die Seele selbst gesetzt, so ist es sehr schwer begreiflich zu machen, wie es zugeht, daß Uebung und Gewohnheit, welche vierzig und funfzig Jahre lang, diese Fähigkeiten sehr begreiflich gestärkt und immer vollkommener gemacht haben, in den folgenden vierzig oder funfzig Jahren, sie wiederum schwächen, nach und nach auslöschen, ja gar vernichten können. Auf der andren Seite lassen sich zwar auch Erfahrungen anführen, daß Personen bis ins höchste Alter bey vollkommenen Geisteskräften geblieben sind, ja daß sich solche in den Augenblicken des Todes, wohl gar mit vermehrter Kraft geäusſert haben; ferner, daß Rasende und verrückte Personen, einige Augenblicke vor ihrem Tode zu völligem Verstande wieder gekommen sind. Soll aber mit solchen Erfahrungen bewiesen werden, daß, je mehr die Seele bey Herannahung des Todes von ihren körperlichen Banden entfesselt würde, desto mehr dieselbe zu dem freyen Gebrauch ihrer eigenthümlichen Fähigkeiten wiederum gelange, so läßt sich gegen diese Folge nicht ohne Grund zweyerley einwenden.

Erstlich ist es aus den Krankengeschichten bekannt, daß die Ursachen des Todes nicht immer ihren Sitz in dem Kopfe haben, und insonderheit, daß sie die Anfänge der Nerven nicht immer afficiren, sondern daß vielmehr unser Tod die meiste Zeit von der Zerrüttung eines zwar zum Leben nothwendigen Theiles unsres Körpers, welches jedoch auf unsre feinre Organisation, unmittelbar keinen merklichen Einfluß hat, verursacht werde. Ein Mensch in diesem Fall, kann bis auf den letzten Augenblick seines Lebens alle sogenannte Seelenkräfte behalten, ja selbige können so gar mit noch mehr als gewöhnlicher Stärke und Glanz zu der Zeit erscheinen, weil Entzündungen, die

Empfind-

Empfindsamkeit und Geschäftigkeit der Organen vermehren.

Zweytens ist es meiner Hypothese gar nicht zuwider, daß Personen, die ihren Verstand verloren gehabt oder verrückt gewesen sind, in den Augenblicken ihres Todes wieder zur Vernunft gelangt sind, denn durch eine sehr verminderte Aufsteigung des Geblüts nach dem Kopfe, oder auch durch andre Veranlassungen, welche nach Beschaffenheit des Sitzes der eigentlichen Ursache ihrer Verrückung sehr verschieden seyn können, kann auch die Ordnung und natürliche Wirksamkeit der Nerven in ihren Anfängen sehr leicht wieder hergestellt, und dergleichen Personen kurz vor ihrem Ende, da alle unnatürliche Bewegungen nach und nach aufhören, wiederum zur Vernunft gebracht werden.

Die Vermuthung, daß unsre Geistesfähigkeiten bloß von der Beschaffenheit der Nerven und der feinren Organisation abhängen, wird auch dadurch bestärkt, wenn man bedenkt, wie viel bloß körperliche Dinge, einen guten oder schlimmen Einfluß auf unsre ganze Denkungsart beweisen, ja mehr als einmal des Tages Veränderungen in unsren Fähigkeiten hervorbringen. Die Witterung, eine gute Gesellschaft, ein Glas Wein, eine Aderlaß, ein Arzeneymittel, und tausend andre Dinge, stärken und vermehren oder verringeren und schwächen, auf längere oder kürzere Zeit, alle unsre Fähigkeiten; selbst die Ermüdung, die Ruhe, und die Erquickung davon, die Träume, und ich denke, so gar unsre Irrthümer scheinen Beweise davon zu seyn, daß die Beschaffenheit und der Grad der mehresten Kräfte und Vermögenheiten, welche wir der Seele allein beyzulegen gewohnt sind, ihren Grund und Ursache hauptsächlich mit in der wundervollen Einrichtung unsres Körpers finden, und allein von ihm abhangen, ja daß sie meh-

mehrentheils in weiter nichts als in den glücklichen Anlagen unsrer Nerven bestehen, um leicht und schnell, und dabey mit gehörigem und vollständigem Ausdruck, in Wirksamkeit gebracht werden zu können.

§. 35.

Vornehmlich aber liegt dieser Grund, in der Verschiedenheit der Beschaffenheiten der feinren Organisation.

Wenn man nun auf diesem Wege der eigentlichen Quelle, woher die Verschiedenheit der Menschen in Absicht ihrer mehresten Seelenkräfte herrührt, noch weiter nachgeht, so muß man bald gewahr werden, daß nicht unsre gröbre oder sinnliche Organisation der Ort sey, wo sie sich befinden könne. Außerdem, daß weder die gröbre Organisation auf die Seele, noch diese auf jene unmittelbar wirken kann, und deßhalb auch beyde in keinem unmittelbaren Zusammenhang stehen, so giebt auch schon eine geringe Aufmerksamkeit leicht zu erkennen,

 daß

daß gute gesunde Augen und ein scharfes Gehör, nicht immer mit lebhaften Empfindungen, einem feinen Gefühl, und mit tiefen und schnellen Einsichten verbunden sind. Dagegen findet es sich sehr oft, daß Personen mit merklich stumpfen oder gar fehlerhaften sinnlichen Werkzeugen, diese Eigenschaften in einem vorzüglichen Grade wirklich besitzen.

Die feinre Organisation aber, welche mit der Seele in unmittelbarer Gemeinschaft steht, kann allein den Grund von der Verschiedenheit unsrer Seelenkräfte in sich enthalten. Sind die Anfänge der Nerven fähig eine schnelle und starke Wirksamkeit zu äußren, ist eine jede an sich verschiedene einzelne Wirksamkeit von der andren ausnehmend unterschieden, und hat auch die geringste den gehörigen Grad des Ausdrucks, um von der Seele klar wahrgenommen zu werden, so kann es nicht anders seyn, als diese muß so dann schnelle, starke, und viel klare Ideen erlangen,

gen, und ihr wird die Fähigkeit zugeschrieben, ein feines Gefühl zu haben, und sich sehr bald von einer Sache klare Ideen zu machen. Wir haben vorher (§. 24.) gesehen, daß die Beschaffenheiten und Vollkommenheiten der feinren Organisation im geringsten nicht von der gröbren abhängen, und darum kann auch mit fehlerhaften sinnlichen Werkzeugen, das feinste Gefühl und der schärfste Verstand bestehen. Man erinnere sich eines Homer, Milton und Euler. Die besten und vortreflichsten Sinne, reichen nicht zu, wenn die feinre Organisation fehlerhaft ist, die Seele zu erheitern, und ihr jenen Anblick von klaren und zusammenhängenden Ideen zu verschaffen, welchen man, um mit dem Sprachgebrauch zu reden, großen Seelen zugesteht. Die Vollkommenheit der feinren Organisation scheint in Rücksicht der Vermögenheiten der Seele alles auszumachen; diese vermag alles, wozu jene aufgelegt und fähig ist.

Wenn

Wenn ich gesagt habe, daß die mehresten unsrer sogenannten Geistesfähigkeiten oder Seelenkräfte von der feinren Organisation abhängen, und sich nach derselben richten müssen, so verstehe ich diejenigen darunter, die nach Gelegenheit körperlicher Veranlassungen zunehmen, wachsen, und abnehmen können. Eine Seelenkraft wächst und nimmt zu, wenn gewisse Arten der Wirksamkeit und des Zusammenhangs unsrer Nerven der feinren Organisation, ihnen geläufig wird, und ohne Mühe erfolgt; so bald solche schwerer und nicht mehr so vollständig und vernehmlich hervorgebracht werden, so sagen wir, unsre Seelenkräfte werden stumpfer, ungeachtet diese Stumpfigkeit nur allein in den Nerven liegt. Eben so verhält es sich auch mit denjenigen Seelenkräften, von welchen wir sagen, daß sie ermüden. Die Kraft unserer Seele ermüdet niemals, aber die Werkzeuge, deren sie sich bedienen muß, ermüden, so wie alles, was körperlich ist, durch anhaltenden Gebrauch nachtheilige Verändrungen erleidet. Aus diesem allen folgt höchst wahrscheinlich, daß unsre Seelenkräfte, in so fern sie überhaupt veränderlich sind, auch in so fern von dem Körper und den Beschaffenheiten unsrer feinren Organisation abhängen.

So wie die gröbre und feinre Organisation so wohl an sich als auch in Absicht ihrer Mängel und Vollkommenheiten von einander ganz unabhängig sind, so werden wir auch in der Folge sehen, daß es die Ideen sind, die in dieser oder jener hauptsächlich ihren Grund haben, und das wird auf die Unterscheidung der gröbren und feinren Sinne führen, worauf in Absicht des Geschmacks und feinen Gefühls, so sehr viel ankommt.

§. 36.

§. 36.

Beschaffenheiten und innre Ursachen einer glücklichen Organisation.

Ist es nun wahrscheinlich, daß die Ursache der Verschiedenheit vieler unsrer Geistesfähigkeiten größtentheils in der Beschaffenheit unsrer Nerven gesucht werden muß, so wäre es der Mühe werth, Beobachtungen zu sammlen, und mehr Versuche anzustellen, um, wo möglich, hinter das Geheimniß zu kommen, wie die Nerven beschaffen seyn müssen, um eine glückliche Organisation auszumachen. Vielleicht könnte auch dadurch eine Veranlassung gegeben werden, die Mittel zu erfinden, wodurch eine fehlerhafte Organisation zu verbessern wäre.

Durch verschiedene Erfahrungen scheint es schon bestätiget zu seyn, daß vornehmlich dreyerley Beschaffenheiten des Gehirns erforderlich

sind,

sind, wenn die Nerven unsrer feinren Organisation auf eine vollkommene Weise alle ihre Verrichtungen gehörig ausüben sollen.

Erstlich muß das Gehirn und die Nerven darin, eine überall freye und ungezwungene Lage haben. Sie müssen weder durch die äußerliche Form des Kopfs, noch durch viele Anhäufung der Flüßigkeiten, oder Aufschwellung und Verhärtung der nebenliegenden vesten Theile einen Druck leiden, weil alles dieses ihrer natürlichen Wirksamkeit Hindernisse in den Weg legt. Starke Wallungen des Bluts, und sehr vermehrte oder verminderte natürliche Wärme desselben, besonders im Kopfe, benehmen den feinren Nerven schon viel von ihrer gehörigen Wirksamkeit, wenn gleich zuweilen dadurch manche Arten derselben auf kurze Zeit auf eine übertriebene Weise gestärkt scheinen. Der spanische Arzt Johann Huart, führt an (*), daß Galen zu einer guten Figur des Kopfs erfordre, daß die Stirne und der Hinterkopf, zweyen etwas ausgebogenen halben Kugeln gleichen müsse, wenn darin das Gehirn die beste Lage haben solle. Indessen findet man doch auch oft Personen, die entweder einen sehr flachen und gedrückten Hinterkopf oder eine dergleichen Stirne haben, und dennoch in Absicht der Seelenkräfte zu den besten Köpfen gerechnet werden müssen.

Zweytens muß die Substanz des Gehirns nicht zu weich und zu flüßig seyn, sondern sie muß eine gehörige Vestigkeit haben. Gemeiniglich fehlt es in unsrer ersten Kindheit dem Gehirn an dieser Eigenschaft, und daher mangelt

(*) Johann Huarts Prüfung der Köpfe zu den Wissenschaften, aus dem Spanischen übersetzt, von G. E. Leßing. 8. 1752. S. 32.

gelt der feinren Organisation der unterscheidende Ausdruck für die Gewahrnehmung der Seele, und diese kann ihrerseits bey der zu schwachen Verbindung der Nerven, nur einen sehr kleinen Zusammenhang der Ideen hervorbringen. In eben einen solchen Zustand gerathen auch erwachsene Personen, wenn ihr Gehirn seine vorige Vestigkeit verloren hat, und mit zuviel wässerigen Dünsten vermischt worden ist.

Eben so wenig muß auch drittens das Gehirn zu vest oder zu steif werden. Diese widernatürliche Eigenschaft kann schon dadurch verursacht werden, wenn in den kleinen Schlagadern des Gehirns das Blut zu dick wird, und nicht genugsame Feuchtigkeiten ausdünsten kann. Hat das Gehirn zu viel Steifigkeit, so ist leicht zu erachten, daß die ihm eigene Wirksamkeit nicht mit der erforderlichen Lebhaftigkeit erfolgen könne; die Eindrücke müssen in ihren einzelnen Kleinigkeiten viel verlieren, und der Ausdruck davon, welcher der Seele vorgestellt und von ihr wahrgenommen werden soll, kann bey weitem nicht so vollständig und genau seyn, als er natürlicher Weise seyn würde, wenn das Gehirn die gehörige Wirksamkeit so wohl zu empfangen als zu äußren fähig gewesen wäre.

Zu dem vollkommenen Gesundheitszustande des Gehirnmarks und der feinren Organisation, wird überhaupt erfordert, daß die zu derselben Nahrung erforderlichen Säfte, gehörig zubereitet, ohne alle Hindernisse ihnen zugeführt, und dann weiter ohne Schwierigkeit in derselben eigene Substanz verwandelt werden können. Gebricht es an einem dieser Stücke, so werden sich auch die nachtheiligen Folgen davon, in der Hervorbringung oder Wendung unsrer Ideen bald spüren lässen.

§. 37.

§. 37.

Einige äußre Ursachen und Verhältnisse, die einen vortheilhaften oder nachtheiligen Einfluß, auf die feinre Organisation haben können.

So wenig geleugnet werden kann, daß diejenigen von unsren Seelenkräften, welche wahrscheinlicher Weise von der Beschaffenheit unsrer feinren Nerven abhangen, bisweilen durch den Gebrauch gewisser Arzeneymittel, wenn ihre Wirkungen beschwerlicher von statten gehen, oder gar in Unordnung gerathen, wieder gestärkt und in ihre natürliche Ordnung gebracht werden können, so wenig kann auch noch außerdem einigen andren Ursachen, ein vortheilhafter oder nachtheiliger Einfluß darauf abgesprochen werden. Das Klima und die Diät scheinen sehr wichtige Verschiedenheiten in die feinre Organisation so wohl einzelner Personen, als ganzer Völkerschaften hervor zu bringen. Insonderheit aber hat Uebung und Gewohnheit oder die Erziehung überhaupt einen ausnehmenden Einfluß dabey; indem dadurch gewisse Arten der Wirksamkeit unsren Nerven erleichtert, und ihnen geläufig gemacht werden können.

Ließe es meine Absicht zu, mich in eine ausführliche Abhandlung aller einzelnen Materien einzulassen, die in den ganzen Umfang der Erkenntniß des Menschen hinein gehören, so wäre freylich hier der Ort, wo Erfahrungen darüber gesammlet, und die Folgen daraus gezeigt werden müßten. So aber übergehe ich solche mit Fleiß, zumal schon hierüber verschiedene und zum Theil sehr scharfsinnige Abhandlungen vorhanden sind. Noch rechne ich zu den äußren Ursachen, welche einen wohlthätigen Einfluß auf unsre feinre Organisation beweisen, eine regelmäßige harmonische Musik. Es ist bekannt, daß überhaupt jedweder Gebrauch unsrer Glieder, wenn er der Nater und

Bestim=

Bestimmung derselben gemäß ist, sie stärkt, und ihre Wirksamkeit bis zu dem höchsten Grad der Vollkommenheit, dessen sie fähig sind, erheben kann. Sind die natürlichen Bewegungen der innren Theile unsres Körpers in Unordnung gerathen, so ist schon viel gewonnen, wenn nur erst durch künstliche Mittel eben diese Bewegungen wieder hervorgebracht werden können, weil auf solche Weise nach und nach die natürliche Kräfte wieder erweckt und dahin gebracht werden, von selbst wiederum ordentliche Bewegungen zu wirken. Eine gleiche Bewandniß hat es mit den eigenthümlichen Wirkungen der feinren Organisation. Durch eine ungekünstelte harmonische Musik, wird die verhältnißmäßige Bewegung, worin ein jeder Nerve vor sich, und alle untereinander auf solche Weise gerathen, geübt, und ihre Wirksamkeit in einem wohlgeordneten Verhältnisse unterhalten. Ja es ist nicht unwahrscheinlich, und verschiedene Erfahrungen scheinen es zu bestätigen, daß durch die Kraft der Tonkunst, mancherley Arten der Unordnungen, worin die feinre Organisation in Absicht ihrer Wirkungen gerathen kann, wiederum gehoben, und derselben natürliche Wirksamkeit hergestellt werden kann.

Ende des ersten Theils.

Zweyter Theil.

Von den
äußren Empfindungen
und Gefühlen.

Erste Abtheilung.

Erklärung und Eintheilung der äußren Empfindungen und Gefühle, insgesammt.

§. 38.

Was eigentlich äußre Empfindungen und Gefühle überhaupt sind.

Bisher habe ich vornehmlich nur die Empfindungen in Beziehung auf unsren Körper betrachtet; nunmehr aber will ich hauptsächlich auszumachen suchen, was sie in Absicht unsrer Seele sind, und seyn müssen, und dann wollen wir einen Augenblick stehen bleiben, und zusehen, was für Beschaffenheiten des Menschen, sich allein aus der Natur der äußren Empfindungen erkennen lassen, oder was der Mensch seyn würde, wenn er zu weiter nichts als zu äußren Empfindungen fähig wäre, und wenn seine Thätigkeit sich bloß nach äußren Empfindungen richten und bestimmen müßte.

Wir wissen aus unstreitigen Erfahrungen, daß mit jedwedem Eindruck auf unsre Nerven, eine gewisse Idee in uns erregt oder veranlaßt wird. In Ansehung unsrer sinnlichen Werkzeuge sind diese Erfahrungen einem Jeden bekannt. Ein jedweder Eindruck, der diese Werkzeuge in Wirksamkeit bringt, erregt zugleich in uns Etwas, das wir eine Vorstellung, Idee, Empfindung, Gefühl, oder wie wir sonst wollen, nennen können. Der gemeine Sprachgebrauch hat aber schon einigen Unterschied unter diesen Benennungen gemacht, und wir finden

inson=

insonderheit, daß wir diejenigen Ideen, welche durch die sinnlichen Werkzeuge unmittelbar in uns veranlaßt werden, überhaupt äußre Empfindungen nennen. Eine abstrakte Vorstellung, eine Erinnerung, eine Einbildung, und dergleichen mehr, rechnen wir nicht zu den äußren Empfindungen, weil sie nicht unmittelbar durch die Sinne in uns erregt werden. Diesen Unterschied zwischen solchen Ideen, die zunächst und unmittelbar durch die Wirksamkeit der Nerven unsrer sinnlichen Werkzeuge hervorgebracht worden, und solchen, die nicht unmittelbar dadurch erzeugt worden, wird ein Jeder sehr leicht begreifen, weil er in der Verschiedenheit der wirklichen Erzeugung unsrer Ideen gegründet ist. Alle gröbre Nerven unsres Körpers, wozu auch besonders die Nerven der sinnlichen Werkzeuge gehören, machen unsre gröbre Organisation aus; folglich setzt eine jede äußre Empfindung eine gewisse Wirksamkeit dieser

Organi=

Organisation nothwendig voraus, und ohne Mitwirkung dieser gröbren Organisation ist keine äußre Empfindung möglich. Die äußren Empfindungen sind also nichts anders, als diejenigen Ideen, welche unmittelbar und zunächst durch die Wirksamkeit unsrer gröbren Organisation veranlaßt werden; sie sind in unserer Seele die unmittelbaren Folgen von der Wirksamkeit, worin die gröbre Organisation, es sey wodurch es wolle, gesetzt worden. Wenn man gesagt hat, die äußren Empfindungen seyn Vorstellungen von dem gegenwärtigen Zustande unsres Körpers, so deucht mir, es sey leicht einzusehen, daß diese Erklärung einen Schritt weiter als die meinige von der Sache selbst liege, denn aus den äußren Empfindungen, entsteht erst die Erkenntniß von dem Zustande meines Körpers.

Ich habe vorher gesagt, daß die Wirkungen der gröbren Organisation nicht unmittelbar

bar von der Seele können wahrgenommen werden, sondern daß sie sich erst den Anfängen der Nerven und also der feinren Organisation mittheilen müssen. Allein dieß thut hier nichts zur Sache. Denn wenn die Aeußerungen der feinren Organisation, welche allein von der Seele wahrgenommen werden, weiter nichts enthalten, als was ihnen allein durch die Wirkung der gröbren Organisation mitgetheilt worden, so kann man ohne Irrthum, dergleichen Aeußerungen der Nervenanfänge für eine unmittelbare Wirksamkeit der gröbren Organisation halten, und die dadurch in der Seele veranlaßten Gewahrnehmungen, als unmittelbare Folgen davon betrachten.

Ich sage nicht, die äußren Empfindungen sind Ideen von der Wirksamkeit und Veränderungen unsrer gröbren Organisation, sondern nur, daß sie dadurch unmittelbar veranlaßt werden. Wenn wir eine äußre Empfindung

haben,

haben, so stellen wir uns dabey keine Wirksamkeit oder Verändrung unsrer Nerven vor, sondern die wirkliche Empfindung bildet in uns etwas ganz Andres. Weiter sage ich auch nicht, daß die äußren Empfindungen, Ideen von den Eindrücken sind, welche auf unsre Empfindungswerkzeuge geschehen. Denn wenn auch gleich Etwas von einer solchen Idee, bey den Empfindungen des Fühlens anzutreffen seyn möchte, so ist doch in Ansehung der Empfindungen aller übrigen Sinne, davon nicht das geringste zu spüren. Die Erfahrung zeigt es auch, daß in solchen Empfindungen keine Spur von der Idee eines Eindrucks, welcher auf unsre Empfindungswerkzeuge geschehen wäre, enthalten ist. Wir sehen ein Gemälde oder hören eine Stimme, aber in diesen Empfindungen ist nichts von der Idee eines Eindrucks anzutreffen.

§. 39.

§. 39.

Unterschied zwischen den äußren Empfindungen in Absicht ihres Ursprungs.

Die Quelle aller äußren Empfindungen ist die gröbre Organisation, aber die Ursachen davon können verschieden seyn. Soll die gröbre Organisation in Wirksamkeit gerathen, so kann solches eben so wenig ohne eine wirkende Ursache geschehen, als wenig sonst irgend ein andrer Körper ohne eine solche Ursache aus seinem Ruhestande gebracht wird. Es lassen sich viererley Arten von Ursachen bemerken, wodurch in der gröbren Oganisation eine Verändrung hervorgebracht, und äußre Empfindungen in uns erzeugt werden können.

Erstlich kann es der Seele nicht abgesprochen werden, daß sie nicht auch gewisse äußre Empfindungen bloß durch ihre Kraft erregen könne. Dieses geschieht aber nicht durch den Weg der Vorstellungsnerven, sondern allein ver=

vermittelst der Bewegungsnerven. Durch diese kann die Seele die mehresten Glieder unsrers Körpers bewegen, und diese Verändrung in der gröbren Organisation, wird dann wieder vermittelst der Vorstellungsnerven zu ihrer Gewahrnehmung gebracht. Eben so kann auch die Seele bey gewissen angenehmen oder auch widrigen Empfindungen einige Blutgefäße, vermöge der dahin führenden Bewegungsnerven, so wohl zusammen ziehen als erweitern, wodurch Verändrungen in der gröbren Organisation und äußre Empfindungen entstehen müssen, welche dann durch den Weg der Vorstellungsnerven, ihr wiederum zur Gewahrnehmung gebracht werden. Eine solche äußre Empfindung ist die Schaam, welche oft durch einen einzigen geheimen Gedanken erregt wird. Die fühlbare Wärme, die dadurch in uns hervorgebracht wird, ist eine unstreitige äußre Empfindung, so daß wir zu sagen pflegen, es sey uns zu Muthe, als wären wir mit heißem Wasser übergossen. Die Angst, die Traurigkeit und mehrere andere Gefühle können ebenfalls die Seele dahin vermögen, auf eben diese Weise äußre Empfindungen zu erregen. Eine gleiche Bewandniß hat es mit dem Weinen und Lachen, und dergleichen mehr.

Zweytens, kann auch die feinre Organisation zuweilen äußre Empfindungen erregen, ohne dazu von der Seele Veranlassung bekommen zu haben. Wenn die feinre Organisation dergleichen Empfindungen hervorbringt, so kann solches gleichfalls nicht anders als durch den Weg der Bewegungsnerven geschehen. Durch ein heftiges Treiben des erhitzten Bluts nach dem Kopf können daselbst die feinern Bewegungsnerven in eine gewisse Wirksamkeit gesetzt werden, die sich dann nach den Enden der Nerven fortpflanzt, und Veränderungen darin oder äußre Empfindungen hervorbringen kann, welche der Seele von den Vorstellungsnerven wieder vorgetragen werden. Eben so kann auch der flüchtige Geist von einem hitzigen Getränke, die feinre Organisation in Wirksamkeit bringen und sie zur Ursache gewisser äußren Empfindungen machen.

Drittens, können auch die Ursachen, wodurch die gröbre Organisation verändert, und eine äußre Empfindung hervorgebracht wird, außerhalb der Nerven, in andren gröbren Theilen unsres Körpers befindlich seyn. So kann eine Geschwulst, eine Verdickung und Verhärtung gewisser Säfte, oder auch sonst allerhand Unrath im Körper, endlich die Nerven drücken oder verletzen, und dadurch äußre Empfindungen erregen.

Viertens, findet sich auch eine große Menge Ursachen, wodurch unsre gröbre Organisation verän-

verändert wird, welche außer uns und unsrem Körper befindlich sind. Dergleichen sind alle Dinge, welche solche Eigenschaften besitzen, daß sie auf unsre Nerven einen Eindruck machen, und darin eine Veränderung hervorbringen können.

Hieraus erhellet nun, daß es in Beziehung auf die wirkenden Ursachen unsrer äußren Empfindungen, zweyerley Gattungen derselben giebt. Die eine besteht aus solchen, welche durch die Kraft der Seele und der feinren Organisation, und die andre aus solchen, welche durch gröbre Theile unsers Körpers, oder durch Dinge außer uns verursacht werden. Die ersten nenne ich: äußre Empfindungen von innen, und die andren, äußre Empfindungen von außen.

Wir sind nicht allemal im Stande die Ursachen unsrer äußren Empfindungen mit Zuverläßigkeit anzugeben, ja wir wissen oft nicht, ob sie zu den Empfindungen von außen, oder von innen gehören; und diese Unwissenheit ist an sich sehr natürlich, indem einerley Veränderung und Wirksamkeit unsrer gröbren Organisation auch einerley Empfindungen hervorbringen muß, die eigentlichen Ursachen davon mögen befindlich seyn wo sie wollen, oder an sich noch sehr von einander verschieden seyn. Daher kommt es, daß wir uns vielfältig irren, wenn wir die eigentlichen Ursachen unsrer Empfindungen angeben wollen.

§. 40.
Von den Gegenständen der äußren Empfindungen.

Mit den Ursachen der äußren Empfindungen, müssen überhaupt die Gegenstände derselben nicht verwechselt werden. Nichts kann eigentlich ein Gegenstand einer äußren Empfindung genannt werden, als was jedesmal wirklich empfunden wird, oder wovon man

durch

durch die Empfindung, eine Idee erlangt. Diese Idee und ihr Inhalt wird sehr oft selbst der Gegenstand der Empfindung genennt. Alle Empfindungen müssen nothwendig so wie ihre Ursachen, also auch ihren Gegenstand haben; denn sie geben alle der Seele etwas zu erkennen, und haben daher auch alle einen gewissen Inhalt. In so fern der Inhalt einer äußren Empfindung als ihr Gegenstand betrachtet wird, so ist derselbe ein innerer Gegenstand der Empfindung. In dieser Bedeutung können Traurigkeit und Schmerz als innre Gegenstände der Empfindungen davon angesehen werden. In so fern aber dasjenige, was durch eine äußre Empfindung in uns vorgestellt wird, auch zugleich außer uns seine Wirklichkeit hat, so heißt es der äußre Gegenstand unsrer Empfindung.

Alle unsre äußre Empfindungen von außen, müssen schlechterdings auch ihre äußre wirkliche

Gegenstände haben, und diese gehören mit zu den wirkenden Ursachen solcher Empfindungen; sie sind aber nicht die einzigen, vielmehr macht der Inbegriff der äußren Gegenstände nur ein geringes Theil von allen den mitwirkenden Ursachen aus, wodurch die äußren Empfindungen von außen überhaupt gewirkt werden. Denn wenn ich, um ein Beyspiel anzuführen, einen Baum sehe, so ist der Baum, der außer mir ist, der wirkliche äußre Gegenstand meiner äußren Empfindung, und enthält zugleich ein Theil von der Ursache derselben; es sind aber dabey noch mehr mitwirkende Ursachen vorhanden, die nicht zu dem Gegenstande dieser Empfindung gehören, als die Lichtstralen, die Brechung derselben, und was sonst noch mehr dazu nöthig ist.

Nicht alle unsre äußre Empfindungen vor sich genommen, belehren uns mit Zuverläßigkeit, ob ein wirklicher äußrer Gegenstand von ihnen

ihnen vorhanden sey, oder nicht; das ist, ob mit ihrem innren Gegenstande, ein wirklicher äußrer Gegenstand zugleich da sey; um deßwillen können wir auch nicht, überhaupt und ohne Hülfe andrer Kenntnisse und Empfindungen, von der Wirklichkeit einer äußren Empfindung, auf die Wirklichkeit eines außer uns vorhandenen Gegenstandes, und noch weniger von der Beschaffenheit ihres Inhalts und inneren Gegenstandes auf die Beschaffenheit des äußren mit Sicherheit schließen.

§. 41.

Von den verschiedenen Gattungen der äußren Empfindungen.

Wir wissen aus der Erfahrung, daß unsre äußre Empfindungen nicht alle von einerley Art sind. Wir werden nämlich gewahr, daß nicht allein in Ansehung des Inhalts derselben, sondern auch überhaupt in der Art der Ideen, welche durch die Wirksamkeit unsrer Nerven unmittelbar in uns erregt werden, ein sehr großer Unterschied anzutreffen ist. Dieser Unterschied bleibt eben so groß und merklich, die äußren Gegenstände verschiedener Empfindungen mögen an sich verschieden, oder einerley und eben dieselben seyn. Die Idee, die durch das bloße Anfühlen einer Kugel, oder eines Bechers in uns hervorgebracht wird, ist von ganz andrer Art, als diejenige ist, die durch das bloße Ansehen derselben verursacht wird. Die Empfindung des Geruchs einer Rose ist sehr verschieden von derjenigen, die der Anblick derselben erregt.

So vielerley besondre Vorstellungsarten nun durch die Wirkung unsrer gröbren Organisation unmittelbar in uns erzeugt werden, so vielerley Gattungen äußrer Empfindungen überhaupt, haben wir. Eine jede Vorstellungsart äußerer Empfindungen, welche ihre besondere

dere Nerven und äußre Werkzeuge hat, wird ein äußrer Sinn genannt, und es ist offenbar, daß wir in dieser Bedeutung nicht mehr als die bekannten fünf Sinne haben. Die Nerven eines jedweden Sinnes haben ihre eigenthümliche Art zu wirken, die von der Art, wie die Nerven der andren Sinne wirken, ganz und gar verschieden ist. Diese fünferley Gattungen von Vorstellungsarten, sind so merklich von einander unterschieden, daß nicht leicht eine Idee, die zu der einen Gattung der Empfindungen gehört, mit der Idee von einer andren Gattung verwechselt werden kann. Die Empfindung des Geruchs, wird niemals für eine Empfindung des Gesichts oder des Gehörs u. s. w. gehalten werden.

Diese Verschiedenheit der äußren Empfindungen, hat ihren Grund in dem verschiedenen Bau und innren Einrichtung unsrer sinnlichen Werkzeuge und ihrer Nerven, wodurch ihre eigenthümliche Art zu wirken bestimmt wird, und den verschiedenen äußeren Gegenständen und ihren Beschaffenheiten, auf die bewundernswürdigste Weise angemessen ist. Denn nicht alle äußre Gegenstände und nicht alle ihre Beschaffenheiten können so auf den einen Sinn wirken, als sie es auf den andren thun, und darum mußten verschiedene Wirkungsarten der Nerven, und verschiedene Sinne dem Menschen mitgetheilt werden. Der weise Urheber des Weltgebäudes wollte, daß die Bewohner der Erde, von dem Daseyn und den Beschaffenheiten seiner übrigen Werke, womit sie umgeben sind, so viel Kenntniß erlangen sollten, als zu ihrer Bestimmung und gegenwärtigen Glückseeligkeit nöthig war. Um zu dieser Erkenntniß zu gelangen, mußten sie mit verschiedenen Sinnen versehen seyn, das ist, sie mußten so vielerley Werkzeuge haben, als

zur

zur Gewahrnehmung der verschiedenen Beschaffenheiten der sie umgebenden Dinge, nach dem Maaße der Glückseligkeit, wozu sie ihrer gegenwärtigen Natur nach fähig sind, erforderlich ist. Die Frage, ob es nicht besser wäre, wenn wir mit noch mehreren Sinnen begabt wären, scheint unüberlegt zu seyn, weil wir auch bey dem längsten Leben, noch lange nicht alle die Kenntnisse von den Werken der Natur, sammlen und fassen können, welche unsre gegenwärtige fünf Sinne, mit solchem Ueberfluß uns darreichen.

Wenn die Werkzeuge eines Sinnes und ihre Nerven, einen Eindruck bekommen, der ihrer Hauptbestimmung und innren Einrichtung nicht gemäß ist, so entsteht auch nicht eine Idee von derjenigen Gattung, welche sonst diesem Sinne eigenthümlich ist. Es stoße sich Jemand aufs Auge, oder steche sich auf die Zunge, er wird dadurch die Empfindungen des Sehens

und

und Schmeckens nicht erregen. Jedweder Sinn hat seine ihm eigene Gegenstände, und es kann kein Gegenstand des einen Sinnes, auf gleiche Weise ein Gegenstand eines andren Sinnes seyn, oder zugleich und in einerley Betracht, die eigenthümlichen Vorstellungsarten mehrerer Sinne hervorbringen. Es sind immer andre Eigenschaften eines Gegenstandes, die auf diesen, und andre, die auf jenen Sinn wirken. Wenn ein Blindgeborner die Farben fühlt, so wirkt derselben fühlbare Eigenschaft, und nicht die sichtbare u. s. w.

§. 42.

Alle äußre Empfindungen sind entweder rein, oder vermischt.

Sind die äußren Empfindungen überhaupt, wie ich gesagt habe, diejenigen Ideen, welche als die nächste Folge von der Wirksamkeit der Nerven unsrer sinnlichen Werkzeuge und gröbren Organisation in uns entstehen, so folgt dar=

daraus von selbst, daß zu einer solchen Idee, in so weit sie eine äußre Empfindung seyn soll, das alles nicht gerechnet werden muß, was nicht unmittelbar von der Wirksamkeit dieser Nerven herrührt. Eine äußre Empfindung als solche betrachtet, setzt in der Seele gar keine andre Idee zum voraus; sie ist unmittelbar selbst die allererste Idee, welche auf die Wirksamkeit solcher Nerven erfolgt, und ist selbst von dieser Wirksamkeit die nächste und unmittelbarste Folge in der Seele.

Wenn eine äußre Empfindung diese Beschaffenheiten hat, so kann und darf sie weiter nichts in sich enthalten, als allein das, was bloß eine Wirksamkeit der gröbren Organisation voraussetzt. Finden wir also in einer Idee, die wir für eine bloß äußre Empfindung halten, solche Merkmale und Beschaffenheiten, die nicht unmittelbar und allein durch die gegen=

genwärtige Wirksamkeit unsrer gröbren Organisation veranlaßt worden sind, sondern auch solche, die noch außerdem etwas anderes als bloß diese Veranlassung voraussetzen, so können wir den sichren Schluß machen, daß eine solche Idee, nicht bloß eine äußre Empfindung ist, sondern daß sie auch mit noch andren Arten von Ideen vermischt seyn muß. An dem Inhalt einer äußren Empfindung, wenn sie allein als solche betrachtet werden soll, darf weder Erfahrung noch Vergleichung, weder Urtheil noch Schluß das gerinste Antheil haben, weil alle diese Arten der Ideen schon andre Vorstellungen in der Seele voraussetzen, und folglich in die gegenwärtige äußre Empfindung, nicht durch unmittelbare Veranlassung der gröbren Organisation hineingekommen sind. Wenn wir zwey äußre Gegenstände zugleich ansehen, und dabey bemerken, daß der eine größer sey, als der andre, so ist die

Bemer-

Bemerkung dieser Beschaffenheit eine Idee, die schon keine äußre Empfindung mehr ist; denn die durch solche Empfindung in uns hervorgebrachte Idee des einen Gegenstandes muß bey der Idee des andren Gegenstandes schon als Idee vorausgesetzt werden, sonst würde es unmöglich seyn, daraus die dritte Idee, welche in der Bemerkung des Unterschiedes der Größe besteht, zu bilden. Wir stellen uns zwar durch die äußre Empfindung, den größren Gegenstand so wohl als den kleinren, und auch alle beyde zugleich vor, allein die Bemerkung selbst ist keine unmittelbare Empfindung, sondern wird erst daraus hergeleitet, und setzet die Empfindungen beyder Gegenstände zum voraus.

Eine solche eigentliche äußre Empfindung, nenne ich in so fern eine reine, und die es nicht ist, eine vermischte äußre Empfindung. Dasjenige, was dieser letztren Art beygemischt ist, kann

eigent-

eigentlich zur äußren Empfindung gar nicht mitgerechnet werden, und muß als eine ganz andre Art von Ideen betrachtet werden. Nach diesem Unterschiede, welcher in der Verschiedenheit des Ursprungs unsrer Ideen offenbar gegründet ist, müssen auch die eigentlichen Kennzeichen und die Natur der reinen äußren Empfindungen eines jeden besondren Sinnes herausgesucht und bestimmt werden. Wenn von reinen Empfindungen des Gesichts, des Gehörs, u. s. w. die Rede ist, so muß sonst nichts darin enthalten seyn, als was allein vermittelst der Sehnerven, der Gehörsnerven, u. s. w. unmittelbar in der Seele veranlaßt wird. In so fern sich aber darin noch etwas andres antreffen läßt, das seine nächste Veranlassung in solchen Nerven nicht findet, in so fern sind sie vermischte Empfindungen des Gesichts, des Gehörs, u. s. w. Bisweilen ereignet es sich auch, daß eine äußre Empfindung,

zwar

zwar in Betracht eines einzigen Sinnes, eine vermischte Empfindung ist, dennoch aber in Beziehung auf die übrigen Sinne eine eigentliche reine Empfindung seyn kann. Dieses geschieht, wenn dasjenige, was sie zur vermischten Empfindung macht, gleichfalls nichts anders als eine reine äußre Empfindung eines oder des andren Sinnes gewesen, oder noch gegenwärtig ist. Es kann, zum Beyspiele, einer reinen äußren Empfindung des Gesichts, etwas beygemischt seyn, was ehemals eine reine äußre Empfindung des Fühlens gewesen ist, und dann bleibt in so fern die Empfindung rein. Hieraus ergiebt es sich, was reine äußre Empfindungen überhaupt, und insonderheit sind.

§. 43.

Die reinen äußren Empfindungen verlieren sich sehr bald, die Wiederaufsuchung derselben aber, verschaft vielfachen Nutzen.

So gegründet der Unterschied zwischen den reinen und vermischten äußren Empfindungen auch an sich ist, so schwer hält es doch, dasjenige, was eigentlich reine Empfindung ist, in einem gegebenen Falle herauszufinden, und sich von dem beygemischten abgesondert und allein vorzustellen. Die Seele wirkt gemeiniglich dabey zugleich, und gewöhnlicher Weise sind alle unsre äußre Empfindungen gemischt, und von der Zeit, da sie es noch nicht waren, wissen wir uns selten etwas zu erinnern. Die allerersten äußren Empfindungen die wir hatten, oder höchstens einige wenige folgende waren ganz rein, und konnten auch nicht anders seyn, weil in einem Kinde die Ideen nur erst nach und nach gesammlet, mit einander verknüpft und vereiniget werden. Ein aufmerksamer Beobachter eines jungen Kindes, wird in den Irrthümern, die dasselbe in Absicht der äußren Gegenstände so oft begeht, noch die Spuren von den reinen äußren Empfindungen mit Vergnügen gewahr werden. Von Jugend auf werden diese Empfindungen, durch Vergleichung untereinander, Erfahrung, Nachdenken, und andre Bearbeitung der Seele, den äußren Gegenständen gemäßer, richtiger und vollkommener, sie werden mit Folgerungsideen und Urtheilen vermischt, und so innigst vereinbart, daß wir hernach selbst glauben, das Urtheil liege schon in der Empfindung, und es seyn die äußren Sinne selbst, die über die äussren Gegenstände Urtheile fällen.

Da wir nun, so bald als wir aus der ersten Kindheit heraustreten, keine reine äußre Empfindungen mehr haben, so wird es vielleicht manchem von keinem sonderlichen Nutzen zu seyn scheinen, sich mit Unterscheidung derselben von den vermischten, und noch weniger sich mit derselben Aufsuchung abzugeben. Allein wenn man doch nun einmal in die Physik des Menschen eingehen, oder die Analyse seiner Ideen und Seelenkräfte vornehmen will, so muß man es so machen, wie die Naturkundigen, die in den Körpern, derselben erste Bestandtheile sorgfältig aufsuchen, wenn gleich diese Bestandtheile für sich allein abgesondert, und ohne Vermischung, in der ganzen Natur nicht anzutreffen sind. In dem Gesichtspunkte, worin ich die reinen äußren Empfindungen betrachte, machen sie die Grundlage unsrer gesammten Erkenntniß aus, und ihre verschiedentliche Bearbeitung giebt den Grund zu erkennen, warum wir unsrer Seele beziehungsweise darauf, verschiedene Kräfte zugeeignet haben. In einer gründlichen Wissenschaft des Menschen wird es also immer ein wichtiges Hauptstück bleiben, zu wissen, was für Ideen die bloßen äußren Empfindungen hervorbringen, und so je mehr und mehr auf die Spur zu kommen, durch was für bewundernswürdige Einrichtungen des Menschen, es demselben leicht gemacht ist, von den einseitigen Ideen, welche die äußren

ren

ren Sinne ihm geben, sich bis zur Erkenntniß tiefsinniger Wahrheiten aufzuschwingen.

§. 44.

Die reinen äußren Empfindungen, sind bloß Gewahrnehmungen, und die allerersten Ideen von den Dingen außer uns.

Weil die reinen äußren Empfindungen in weiter nichts bestehen, als allein in solchen Ideen, die einzig und allein durch die Nerven der gröbren Organisation erzeugt werden, so folgt von selbst, daß sie nichts weiter seyn können, als bloße Gewahrnehmungen, oder was man zu nennen pflegt, bloße Perceptionen. Eine Idee, welche so, wie die reinen Empfindungen, gar nichts in der Seele vorauszusetzen nöthig hat, kann auch im Grunde nichts andres seyn, als bloße Gewahrnehmung, und unveränderte Folge von der Wirkung der Nerven. So lange wir also nur allein die reinen äußren Empfindungen und ihre Natur betrachten, so lange haben wir auch nicht nöthig, ein andres

Vermögen in der Seele vorauszusetzen, als allein das Vermögen gewahrzunehmen. Dieses Vermögen gründet sich in kein andres Vermögen der Seele, und erfordert weiter nichts, als daß dieselbe mit solchen Organen oder Werkzeugen versehen sey, davon die Wirksamkeit Folgen auf sie haben, und also von ihr gewahr genommen werden kann. So bald wir auf die Welt kommen, haben wir gleich die Menge äußrer Empfindungen, ohne daß irgend etwas in unsrer Seele vorangehen dürfe.

Es ist ein Hülfsmittel, um die reinen äußren Empfindungen herauszufinden, wenn man von allen übrigen Vermögen seiner Seele zu abstrahiren sucht, und vorstellt, als sey man nur allein auf das Gewahrnehmungsvermögen eingeschränkt; oder aber, wenn man sich Jemanden gedenkt, der den Gebrauch des einen oder des andren Sinnes in seinem Leben nicht gehabt hätte, und nun plötzlich dazu gelangte; wie num desselben allererste Ideen seyn würden, die er durch Eröfnung dieses Sinnes erlangt, so müssen die Ideen seyn, wenn die Empfindungen rein seyn sollen. Aus allem diesen folgt von selbst, daß die reinen äußren Empfindungen von außen, ihrer Natur nach die allerersten Ideen sind, welche wir von den empfindbaren Dingen, die uns umgeben, erlangen, und also die erste Grundlage von aller menschlichen Erkenntniß ausmachen müssen. Die Natur giebt uns bloß eine Nachricht von dem Daseyn ihrer übrigen Werke, sie hat uns aber so eingerichtet, daß wir diese Nachrichten bearbeiten, erweitern, und zu unsrem Nutzen anwenden können.

Zweyte Abtheilung.
Das Fühlen.

§. 45.
Worin der Sinn des Fühlens, und seine Organen bestehen.

Der Sinn, über dessen Natur ich itzt einige Beobachtungen vortragen will, wird gemeiniglich das Gefühl genennt. Allein diese Benennung hat zweyerley Unbequemlichkeiten. Erstlich drückt sie nicht die eigentliche Bedeutung aus, in welcher ursprünglich dieser Sinn genommen worden; zweytens wird auch gegenwärtig das Wort Gefühl, von so mancherley Arten der Empfindungen gebraucht, daß es fast nicht möglich ist, sie alle auf einen und eben denselben Sinn zurückzuführen. Ich nehme hier das Wort, Fühlen, und den Sinn, der dadurch angedeutet werden soll, bloß in der

Bedeu-

Bedeutung, worin im Lateinischen das Wort, Tactus, genommen wird. In diesem Verstände rechne ich keine andre Arten von Ideen dazu, als allein diejenigen, die durch ein Anfühlen und Berühren in uns erregt werden.

Wir wissen, aus der täglichen Erfahrung, daß, so bald unsre Haut eine druckartige Berührung leidet, so bald auch in uns diejenige Empfindung entstehet, welche wir das Fühlen nennen, und daß die Idee, welche dadurch in unsrer Seele veranlaßt wird, eine Gewahrnehmung von einer vorgehenden Berührung irgend einer Stelle unsres Körpers sey. Der Sinn des Fühlens, ist also von den äußren Empfindungen, diejenige Gattung der Ideen, welche durch eine druckartige Berührung unsrer Haut, oder überhaupt unsres Körpers, unmittelbar in uns hervorgebracht wird. Die Organen oder die Werkzeuge dieses Sinnes, sind besonders die in unsrer Haut überall verbreitete Nervenenden, und vornehmlich die in den Fingern, und deren Spitzen befindliche so genannte Fühlkörner, welche ganz aus Nervenmark bestehen. So bald diese Organen einen Eindruck bekommen, so bald wird derselbe bis ins Gehirn fortgepflanzt, und eine Gewahrnehmung davon in der Seele erzeugt. Alle Werkzeuge der übrigen Sinne, und überhaupt unsre ganze gröbre Organisation, sind zugleich Werkzeuge dieses Sinnes, und können Empfindungen des Fühlens in uns veranlassen. Wir fühlen, wenn etwas unsre Augen, unsre Zunge, u. s. w. druckartig berührt.

§. 46.

Worin die reinen äußren Empfindungen des Fühlens bestehen.

In so fern nun diese Ideen in uns, allein und unmittelbar durch dergleichen Berührungen veranlaßt werden, in so fern sind es eigentliche, oder reine äußre Empfindungen des Fühlens.

lens. Alle andre Ideen, die etwan mit dem Fühlen zugleich in uns entstehen, nicht aber bloß diesen Ursprung haben, sondern noch eine andre Idee zu Hülfe nehmen oder voraus setzen, können in so fern nicht zu den reinen äußren Empfindungen dieses Sinnes gerechnet werden, und wenn sie damit vereiniget sind, so gehört solche Empfindung zu denjenigen, die entweder in Betracht dieses Sinnes, oder wohl gar in Betracht aller äußren Empfindungen überhaupt, vermischt sind.

§. 47.

Von den äußren Gegenständen des Fühlens.

Nicht alles, was unsren Körper und unsre Haut berührt, ist auch zugleich ein äußrer Gegenstand des Fühlens; sondern allein dasjenige, dessen Berührung eine Art von Eindruck darauf verursacht, und solchergestalt die Empfindsamkeit der Nerven, wirksam machen kann. Mit

einem

einem Worte, die äußren Gegenstände dieses Sinnes müssen fühlbar seyn. Die Materie des Lichts, der Rauch, der Duft der Blumen, u. d. m. sind keine äußre Gegenstände des Fühlens; sie berühren zwar unsre Haut, sie machen aber keinen Eindruck darauf, und sind unfühlbar. In so fern also Etwas ein fühlbarer äußrer Gegenstand seyn soll, in so fern muß dasselbe unsre Haut druckartig berühren, das ist, es muß unmittelbar merkliche Verändrungen in ihr und ihren Nerven hervorbringen. Die Gegenstände des Fühlens, können um deßwillen nicht von ferne wirken, oder gefühlt werden, wenn sie unsre Haut nicht unmittelbar berühren, und wir fühlen der reinen Empfindung nach nur das, was uns unmittelbar berührt. Wir sagen zwar, wir fühlen es, wenn ein andrer uns mit dem Stocke stößt, allein eigentlich fühlen wir nur den Stoß; der Stock und die Bemerkung der Ursache davon sind Ideen, die bloß durch den Stoß, nicht sind in uns erzeugt worden.

Es giebt auch äußre Gegenstände des Fühlens, die in den gröbren Theilen unsres Körpers liegen. Wir können Verhärtungen, ein Drücken und Pressen des Bluts u. d. m. zuweilen ganz vernehmlich in verschiedenen Theilen unsres Körpers wahrnehmen.

Besonders merkwürdig ist es, daß in Ansehung aller übrigen Sinne, die nächsten äußren Ursachen der Empfindungen, ganz verschieden sind von den äußren Gegenständen derselben. Der Ton, den wir hören, ist der Gegenstand der Empfindung des Gehörs, die Ursache davon aber ist, die zitternde Luft. Allein der Sinn des Fühlens, hat das ganz besonders Eigene, daß die nächsten äußren Ursachen der Empfindungen, auch zugleich allemal die äußren Gegenstände davon sind, weil hier die Gegenstände, so wie dort die nächsten Ursachen, unmit-

unmittelbar auf die Nerven wirken müssen. Hieraus entspringt die sehr wichtige Folge, daß eine jedwede Empfindung des Fühlens von außen, nothwendig allemal den gefühlten Gegenstand untrüglich voraussetzt. In Ansehung der übrigen Sinne, bleibt es zwar auch nothwendig, daß die Wirksamkeit ihrer gröbren sinnlichen Werkzeuge, eine unmittelbare Ursache voraussetzt; diese Ursache aber ist nicht der äußre Gegenstand der Empfindung, und diese selbst belehrt uns auf keine Weise mit unwidersprechlicher Zuverläßigkeit, daß ein solcher Gegenstand außer uns, wirklich vorhanden sey. Das Fühlen giebt uns die allererste Idee von der Wirklichkeit andrer Dinge außer uns, welche wir hernach nach gewissen Regeln auch auf die Gegenstände der andren Sinne anwenden. Hierin liegt die erste Quelle der Gewißheit aller menschlichen Erkenntniß; und es kann nicht dankbar genug bewundert werden, daß der weise

Urhe=

Urheber der Natur, so ungemein reichlich dafür gesorget hat, daß uns die Gewißheit unsrer nöthigsten Erkenntniß, dieses zu unsrer Beruhigung ganz nothwendige Stück, auf mehr als einem Wege verschaft werden kann, indem alle Theile unsres Körpers, selbst die Werkzeuge aller andren Sinne, zugleich Werkzeuge des Fühlens sind, und Gründe, zur Gewißheit zu gelangen, an die Hand geben können.

§. 48.

Vom Inhalte der Ideen dieses Sinnes, oder von den innren Gegenständen der Empfindungen des Fühlens überhaupt.

Die Natur einer Berührung bringt es mit sich, daß die sich berührenden Dinge, in so fern sie sich berühren, als verschieden von einander betrachtet werden müssen; ja wenn sie auch sonst in jeder andren Absicht nur Eins ausmachen sollten, so müssen sie doch in diesem Betracht, wenigstens der Zahl nach, unterschieden seyn. Es läßt sich also keine Berührung

rung gedenken, wo nicht Eins auf das Andre unmittelbar wirkt, und Eins von dem Andren zu unterscheiden ist. Aus diesem Grunde müssen auch die Ideen von einer unmittelbaren Berührung, worin alle Empfindungen des Fühlens bestehen, nothwendiger Weise zweyerley zugleich in sich enthalten. Nämlich die Idee von einem fühlbaren Gegenstande, und dabey zugleich die Idee von dem fühlbaren Eindruck, den derselbe auf unsre Haut und Nerven macht. Diese Wahrheit liegt auf eine vernehmliche Art in jedweder Empfindung des Fühlens, woraus sie, um auch dem Verstande begreiflich zu seyn, abstrahirt worden. Jedermann erfährt täglich, so bald er Etwas berührt, daß dadurch zwey Gewahrnehmungen zugleich in ihm entstehen, welche jedoch sehr deutlich von einander unterschieden werden können. Die Eine ist: die Gewahrnehmung eines Eindrucks oder einer druckartigen Bewegung auf der Haut, wodurch er

gleich-

gleichsam sich selbst, und die Stelle seines Körpers fühlt, welche berührt wird; die Andre ist die Gewahrnehmung des ihn berührenden Gegenstandes, oder das Fühlen des Daseyns und der Wirklichkeit von Etwas außer Ihm. Wir fühlen ganz unstreitig, daß der Gegenstand, den wir berühren, etwas Fremdes außer uns, und unsrem Körper sey, und daß derselbe etwas ganz Verschiedenes davon sey.

Die zweyfache Gewahrnehmung, die in jedweder Empfindung des Fühlens sehr vernehmlich enthalten ist, verdoppelt sich, so bald wir uns selbst berühren, und wird eine vierfache übereinstimmige Gewahrnehmung. Wir fühlen alsdann zugleich an beyden Stellen, so wohl in dem Gliede, womit wir uns berühren, als auch in der Stelle, die wir berühren, unsren Körper wechselsweise als Etwas, das zu uns gehört, und als den wirklichen äußren Gegenstand unsrer Empfindung. Eine so vielfache unwiderstehliche Ueberzeugung, als wir auf diese Weise, von unsrer eigenen Wirklichkeit erlangen, können wir sonst von keinem andren äußren Gegenstand bekommen.

Noch ist als etwas Besondres bey diesem Sinne anzumerken, daß in den Empfindungen des Fühlens, beyde darin enthaltene Gewahrnehmungen, so wohl zusammen, als eine jede besonders, ganz reine Empfindungen dieses Sinnes seyn können. Sie werden beyde unmittelbar und allein, bloß durch die Wirksamkeit der Nerven in uns erzeugt, und keine von beyden erfordert weder zu ihrer Erzeugung, noch zu ihrer Bestebung, irgend eine andre vorgängige Idee oder Kenntniß. Die Empfindungen des Fühlens, geben uns unter allen übrigen Empfindungen, die erste wahre Erkenntniß, und die letztren sind nur in so fern wahr, als sie mit den erstren übereinstimmen. Ein jedwedes Geschöpf, das diesen Sinn hat, muß auch in

den

den Empfindungen desselben, beyde darin enthaltene Ideen gewahrnehmen, wenn es gleich sonst keinen andren Sinn, und seine Seele kein andres Vermögen hätte, als allein das unmittelbare Gewahrnehmungsvermögen. Unterscheiden aber könnte dasselbe die beyden Ideen nicht von einander, weil diese dritte Idee des Unterschiedes erst aus beyden folgt, und keine unmittelbare Wirkung der Nerven ist, vielmehr erst durch ein andres Vermögen der Seele, und eine andre Veranstaltung in den Nerven der feinren Organisation gewirkt werden muß.

§. 49.

Was für Ideen von den äußren Gegenständen sowohl, als von dem Eindruck auf uns vermittelst dieses Sinnes, erzeugt werden.

Ein jeder wirklicher Unterschied in den fühlbaren Gegenständen, und ein jeder Unterschied ihres fühlbaren Eindrucks, muß auch nothwendiger Weise, eine Verschiedenheit in den unmittelbaren Gewahrnehmungen davon verursachen. Zu den Gewahrnehmungen, welche uns das Fühlen bloß in Absicht des Eindrucks auf unsre Nerven verschaft, gehört die Stärke und Schwäche, das Plötzliche und Allmälige. Die zweyte Art der Ideen aber, die in den Empfindungen dieses Sinnes liegen, und eine Beziehung auf die äußren Gegenstände haben, sind die Ideen des Rauhen und Sanften, des Harten und Weichen, des Schweren und Leichten, des Glatten, Spitzigen, Stumpfen, Nassen, Trockenen, u. s. w. Wenn ich gesagt habe, daß in den reinen Empfindungen der Sinne, nicht die Idee des Unterschiedes angetroffen werden kann, so ist das nicht so zu verstehen, als wenn die wirklichen Verschiedenheiten der Gegenstände nicht in der Empfindung liegen sollten; sie sind allerdings darin anzutreffen, sie gehören aber nicht zu den Ideen, welche unmittelbar und allein durch die Wirkung der gröbren Organisation erzeugt werden,

und

und in der Voraussetzung, daß es Geschöpfe geben könne, die bloß reine Empfindungen hätten, würde es auch gewiß seyn, daß dergleichen Geschöpfe keine Idee solcher Unterschiede haben können. Eben so wenig liegt in den reinen Empfindungen die Idee der Aehnlichkeit, oder irgend eines andren Verhältnisses, indem solche Ideen nicht bloß und unmittelbar eine Wirkung der gröbren Organisation sind.

Dritte Abtheilung.
Der Geschmack.

§. 50.
Worin der Sinn des Geschmacks und seine Organen bestehen.

Durch den Geschmack bekommen wir eine ganz andre Art von äußren Empfindungen und Ideen, als durch das Fühlen; und wenn wir gleich in vielen Fällen dasjenige, was wir schmecken, auch zugleich im Munde fühlen, so wird doch ein Jeder aus seiner eignen Erfahrung überzeugt seyn, daß die Empfindungen, welche der eigentliche Geschmack hervorbringt, von den Empfindungen des blossen Fühlens oder Berührens himmelweit verschieden sind. Wer einmal eine Empfindung des Geschmacks gehabt hat, der wird sie niemals

mals mit den Empfindungen andrer Sinne verwechseln.

Die Werkzeuge des Geschmacks, liegen vornehmlich in der Zunge, an deren Rande so wohl als auf ihrer Oberfläche, viel kegelförmige Erhabenheiten, in Gestalt kleiner Wärzchen oder Körner angetroffen werden, welche mit kleinen Zweigen von Nerven sehr häufig versehen sind, und daher eine ganz ungemein schnelle Empfindsamkeit bekommen. Diese Geschmackskörner sind größer und weicher, als die Fühlkörner der Haut, und richten sich, wenn wir Etwas recht genau schmecken wollen, in die Höhe. So bald nun die Nerven dieser Körner von solchen Gegenständen, wofür sie ihrer Natur nach bestimmt sind, einen ihrer innren Einrichtung gemäßen Eindruck bekommen, so bald schmecken wir. Es besteht also der Sinn des Geschmacks, in derjenigen Gattung von Ideen, die in uns vermittelst der Zunge und der Geschmackskörner unmittelbar und allein erregt werden. Wenn ich sage, der Eindruck müsse der Natur und der Bestimmung der Geschmacksnerven gemäß seyn, so verstehe ich nur ihre eigenthümliche und Hauptbestimmung, welches die Hervorbringung des Geschmacks ist. Denn es kann nicht gesagt werden, daß ein bloß fühlbarer Eindruck ihrer Natur und Bestimmung überhaupt zuwider sey, weil alle Nerven den Sinn des Fühlens zugleich erwecken können.

Was reine, und was vermischte äußre Empfindungen des Geschmacks sind, wird ein Jeder von selbst einsehen. Ich erinnre nur, daß die reinen Empfindungen des Geschmacks, bloß Gewahrnehmungen des eigentlichen Schmeckens enthalten müssen, und daß die damit vereinigte Gewahrnehmungen des Fühlens nicht zum Geschmack, sondern zum Sinn des Fühlens zu rechnen sind. In den reinen Empfin-

dun-

dungen des Geschmacks kann keine Gewahrnehmung ihres Unterschieds liegen, und die Bemerkung, ob dieses oder jenes wohlschmecke oder nicht, ist keine reine Empfindung des Geschmacks, an sich betrachtet.

§. 51.

Von den innren und äußren Gegenständen des Geschmacks.

Den Inhalt der Gewahrnehmungen des Geschmacks, oder die innren Gegenstände der Empfindungen, welche er in uns veranlaßt, kennt ein Jeder, der den Gebrauch dieses Sinnes hat, und solchen hat Jedermann, weil er so wenig, als der Sinn des Fühlens, irgend einem Menschen ganz fehlen kann. Die Gewahrnehmung des Sauren, des Süßen, des Herben, des Bittren, des Gesalzenen, des Gewürzten, u. s. w. sind mit allen ihren Schattirungen, der Inhalt und die innren Gegenstände des Geschmacks. Zu den äußren Gegenständen, gehören die Gewürze und alle Arten der Salze, wenn sie aufgelöst sind, oder sich auf der Zunge auflösen. Ferner müssen dazu gerechnet werden, alle mit den Salzen und den mehresten Arten der Speisen vermischte feine Oele. Die äußren Gegenstände des Geschmacks, sind nicht allemal zugleich Gegenstände des Fühlens; denn wir schmecken bisweilen einen Rauch oder starken Dunst, ohne ihn dabey zu fühlen.

§. 52.

Merkwürdiger Unterschied zwischen den Empfindungen des Geschmacks, und des Fühlens.

Wenn die reinen äußren Empfindungen des Geschmacks an und für sich allein genommen werden, so liegt darin nicht die mindeste Gewahrnehmung desjenigen äußren Gegenstandes, durch welchen sie erregt worden sind; ja wir würden ohne Hülfe andrer Sinne, und vornehmlich des Fühlens, nicht die geringste Idee von einem solchen Gegenstande außer uns haben,

haben, vielmehr würden wir die ganze Empfindung des Geschmacks, bloß für eine veränderliche Beschaffenheit oder Modification unsrer Selbst halten, und die Ursache davon in uns allein suchen. Eine ganz andre Bewandniß aber hat es mit den Empfindungen des Fühlens; bey diesen gehören die Gewahrnehmungen des Daseyns eines wirklichen äußren Gegenstandes mit zu den reinen Empfindungen, und geben uns folglich darüber zuverläßige Belehrung. Der Geschmack an sich betrachtet, entscheidet die Frage nicht, ob uns wirkliche schmeckbare Gegenstände vorhanden sind, oder nicht. Ein Geschöpf, das weiter keine andre Sinne, als bloß den Geschmack hätte, würde niemals zu der Gewahrnehmung gelangen, daß es außer ihm wirkliche schmeckbare Gegenstände gäbe.

§. 53.

§. 53.

Worin der Geschmack und das Fühlen mit einander übereinkommen.

So wie die äußren Gegenstände des Fühlens, auf die Haut und die Organen solches Sinnes unmittelbar, wirken auch die äußren Gegenstände des Geschmacks unmittelbar auf die Zunge und die Nerven derselben; der Unterschied aber besteht darin, daß, wie eben gesagt ist, in den reinen Gewahrnehmungen des Geschmacks, nicht die Gewahrnehmung des äußren Gegenstandes enthalten ist. Weil aber die Werkzeuge dieses Sinnes zugleich auch Werkzeuge des Fühlens sind, so ist auch mit den Empfindungen desselben, so bald nur die äußren Gegenstände da sind, die Empfindung des Fühlens verknüpft, welche Empfindungen wir aber nicht ohne die von der Natur selbst gezogene Grenzen zu verrücken, dem Geschmack beylegen können. Aus dieser Ursache behauptet

ptet der Geschmack in Absicht der Ueberzeugung von der Wirklichkeit der äußren schmeckbaren Gegenstände, unter allen übrigen äußren Sinnen den zweyten Platz. Auch hierin läßt sich eine große absichtsvolle Einrichtung der Natur erkennen, indem diese Beschaffenheit des Geschmacks in der thierischen Welt, zu Aufsuchung der Nahrungsmittel, und um sich derselben zu vergewissern, nicht wenig beyträgt.

§. 54.

In den zusammengesetzten Empfindungen des Geschmacks, lassen sich die einzelnen Empfindungen nicht genau unterscheiden.

Es verdient noch angemerkt zu werden, daß, wenn mehrere Gegenstände des Geschmacks von verschiedener Art, mit einander vermischt werden, nicht ein jeder derselben, eine besondre von dem andren verschiedene Empfindung errege, oder sich auf eine merkliche Art von den andren als verschieden wahrnehmen lasse. Es entsteht vielmehr durch dergleichen Vermischung eine besondre und neue Art des Geschmacks, wovon nicht leicht die einzelnen Empfindungen, daraus er zusammengesetzt ist, wahrgenommen werden können. Auch in den Fällen, wo sich in einer Empfindung des Geschmacks, mehrere besondre Arten desselben wahrnehmen lassen, wird doch nicht jedwede Art, einzeln und abgesondert empfunden, sondern wir schmecken sie alle vereiniget, und auf solche Weise, daß die ganze Empfindung etwas Neues in sich enthält, welches in den einzelnen nicht zu finden war.

Vierte

Vierte Abtheilung.
Der Geruch.

§. 55.
Worin der Sinn des Geruchs und seine Organen bestehen.

So groß auch die Verwandtschaft des Geruchs und des Geschmacks mit einander ist, so sehr sind doch die Empfindungen, die sie hervorbringen, an sich von einander verschieden. Wer den Gebrauch dieser beyden Sinne hat, der wird die Empfindungen davon niemals mit einander verwechseln. Der Geruch findet sich zwar oft mit dem Geschmack verbunden, und einige Personen haben von allem, was sie riechen, auch einen Geschmack, auch zuweilen kann bey dem Geruch ein gewisses Fühlen bemerkt werden; allein dieß alles sind fremde Empfindungen. Will man die eigentlichen Beschaffenschaffenheiten der Geruchsempfindungen untersuchen, so müssen diese fremde Empfindungen vor allen Dingen davon abgesondert, und ihren eigenthümlichen Sinnen zugeeignet werden.

Die Organen des Geruchs liegen in der Nase, und bestehen vornehmlich in einer schwammigen, weichen und löcherigen Haut, womit die ganze inwendige Höhle der Nase überzogen ist. In diese Haut gehen häufige und weiche Nerven, welche fast ganz bloß liegen würden, wenn sie nicht von einem klebrigen Schleime bedeckt wären. Bekommen nun diese Nerven einen ihrer innren Einrichtung und Hauptbestimmung gemäßen Eindruck, so entsteht in uns diejenige Empfindung, die wir den Geruch nennen.

Dieser Sinn trägt uns also nur diejenigen Empfindungen und Gewahrnehmungen vor,

welche

welche vermittelst der Geruchsnerven, wenn sie im Inwendigen der Nase, einen ihrer Bestimmung gemäßen Eindruck empfangen, allein und unmittelbar veranlaßt werden. Alle übrige Arten der Gewahrnehmungen, welche etwan mit diesen zugleich in uns entstehen, aber nicht eben dieselbe unmittelbare Veranlassung haben, gehören gar nicht zu den Empfindungen des Geruchs; in so fern sie aber damit verbunden sind, in so fern ist die Empfindung nicht rein, sondern vermischt.

§. 56.

Von den innren und äußren Gegenständen des Geruchs.

Die verschiedenen Arten der Empfindungen des Geruchs, worin die innren Gegenstände der Ideen davon bestehen, bekommen mehrentheils von den äußren Gegenständen, wodurch sie hervorgebracht werden, ihre Benennungen. Man sagt, Rosengeruch, Zimmtgeruch, Erdbeerengeruch u. s. w. Die äußren Gegenstände dieses Sinnes, sind nur solche, welche vermittelst ihres Duftes, oder ihrer Ausdünstungen, einen solchen Eindruck in die inwendige Nasenhaut zu verursachen im Stande sind, welcher der Natur und Hauptbestimmung der darin befindlichen Nerven gemäß ist, und in so fern werden sie riechbare Gegenstände genennt. Alle Körper, die ein feines Oel oder Salz ausdunsten, sind in so fern riechbare Gegenstände, als zum Beyspiele, Gewürze, Früchte, Blumen u. d. m.

§. 57.
Abweichungen dieses Sinnes vom Geschmack.

Die Gegenstände des Fühlens und des Geschmacks, wirken unmittelbar auf die Organen ihrer Sinne, die Gegenstände des Geruchs aber brauchen nicht selbst die Organen unmittelbar zu berühren. Ihr Einfluß kann mittelbar,

bar, durch Hülfe ihrer Ausdünstungen geschehen, und diese sind die Ursachen, aber nicht die Gegenstände der Empfindung.

Da die Nerven der Nase, schon durch Düfte und Ausdünstungen der riechbaren Gegenstände, in Wirksamkeit gebracht werden können, so muß in ihnen eine weit größere Empfindsamkeit vorausgesetzt werden, als in den Werkzeugen des Schmeckens und Fühlens erforderlich ist; der Geruch ist daher auch ein feinerer Sinn, als der Geschmack und das Fühlen. Gegen den feinsten Duft der Blumen ist er schon empfindlich, da der Geschmack nicht eher, als bis die schmeckbaren Gegenstände selbst die Zunge berühren, empfindlich wird. Endlich werden die Empfindungen des Geruchs auch nicht so wie diejenigen des Geschmacks von den Empfindungen des Fühlens begleitet.

§. 58.

Aehnliche Beschaffenheiten des Geruchs mit dem Geschmack.

Der Geruch hat mit dem Geschmack darin eine Aehnlichkeit, daß in seinen reinen äußren Empfindungen, das Daseyn und die Wirklichkeit der riechbaren Gegenstände außer uns, niemals wahrgenommen werden können. Wüßten wir nicht schon vermöge andrer Kenntnisse, daß wir alle äußre Empfindungen des Geruchs, bloß dem Daseyn gewisser Gegenstände außer uns, zu verdanken hätten, so würden wir eine jedwede Empfindung des Geruchs, in Voraussetzung, daß wir nur diesen Sinn allein hätten, bloß für eine Modification und Veränderung unserer selbst halten, wovon wir die Ursachen zu ergründen, uns vergeblich bemühen würden. Ja wollen wir noch eine andre, obgleich unmögliche Voraussetzung annehmen, nämlich, daß ein organisches Geschöpf mit einer Seele,

bloß

bloß auf das Vermögen äußrer Empfindungen des Geruchs eingeschränkt wäre, und doch dabey ein deutliches Bewußtseyn seiner selbst haben, und über sich selbst und seinen Zustand denken könnte, so würde folgen, daß ein solches Geschöpf sich selbst für weiter nichts, als für jedweden Geruch, den es eben empfände, halten müßte. Der Herr Abt von Condillac, hat unter diesen Voraussetzungen, den Zustand einer belebten Statüe, die nur allein mit dem Sinn des Geruchs begabt wäre, scharfsinnig und sehr unterhaltend beschrieben (*); welches nach ihm Herr Bonnet, in seinem bekannten analytischen Versuch über die Kräfte der Seele, gleichfalls gethan hat.

Noch eine andre ähnliche Beschaffenheit des Geruchs mit dem Geschmack, ist diese, daß in den

(*) Traité des sensations. Par Mr. l' Abbé de Condillac. à Londres 1754. 1 Part. 1 Chap.

den zusammengesetzten Gerüchen, die einzelnen Empfindungen von den verschiedenen Ausduftungen der riechbaren Gegenstände, sich nicht leicht wahrnehmen, und unterscheiden lassen; sie fließen vielmehr in eine einzige Empfindung zusammen, welche von der Empfindung eines jedweden einzelnen Geruchs verschieden ist.

Fünfte

Fünfte Abtheilung.
Das Gehör.

§. 59.
Worin der Sinn des Gehörs und seine Organen bestehen.

Alle Empfindungen, die wir von den Tönen haben, erlangen wir nicht anders als durch den Sinn des Gehörs. Jedweder Ton, den wir hören, kömmt durch das äußre Ohr und den Gehörgang, an ein stark gespanntes Häutchen, welches das Trommelfell oder Paukenfall genennt wird. Durch die Erzitterung dieses Häutchens wird der Ton, vermittelst der an einander hängenden Gehörknochen, endlich bis zu dem Nervenmark des Schneckenganges fortgepflanzt, und alsdann hören wir.

Dieser Sinn giebt uns also diejenige Gattung von Gewahrnehmungen, welche in uns veranlaßt werden, wenn die Gehörsnerven, einen ihrer Hauptbestimmung und dem innren Bau des Ohrs gemäßen Eindruck bekommen. Diese Eindrücke, welche zugleich die Ursachen der Empfindung ausmachen, sind nichts anders, als zitternde oder dröhnende Bewegungen der Luft, und des mit ihr vereinbarten Aethers, und werden nicht wahrgenommen. Bey einem sehr starken Knalle fühlt man bisweilen den Druck der Luft im Ohre; diese Empfindung aber gehört zu dem Sinn des Fühlens, und nicht des Gehörs.

§. 60.
Von den innren und äußren Gegenständen des Gehörs.

In den Empfindungen des Gehörs, ist weiter nichts enthalten, als die Gewahrnehmung der Töne, des Schalles, Klanges, und überhaupt aller Arten des Lautes. Zu den äußren Gegenständen des Gehörs, rechnet man erst-

lich

lich die Töne selbst, und in diesem Fall nimmt man an, daß sie, wie doch nicht ist, außer uns als Töne wirklich vorhanden sind. Zweytens aber auch diejenigen Dinge, denen wir die Quelle der Töne zuschreiben. Man sagt, man höre Töne, und auch ein musikalisches Instrument, oder, die Nachtigall und auch ihren Gesang u. s. w. Die reinen äußren Empfindungen des Gehörs, sind allein diejenigen Gewahrnehmungen, welche unmittelbar, auf die Wirksamkeit der Gehörsnerven in uns erfolgen, und dabey weiter Nichts, als diese thätige Wirksamkeit voraussetzen.

Es ist zwar gewiß, daß die Empfindungen des Gehörs, in den Gewahrnehmungen so wohl eines hohen, als eines tiefen Tones bestehen, allein die Gewahrnehmung des Unterschiedes davon, ist nicht eine alleinige und unmittelbare Folge derjenigen Nervenwirkung, welche uns den Ton selbst gewahrnehmen läßt. Die Erkenntniß des Unterschiedes in den Gehörsempfindungen, gehört so, wie in den übrigen Sinnen, nicht mit zu der reinen äußren Empfindung.

§. 61.

Abweichung dieses Sinnes vom Geruch.

Auf eine sehr merkwürdige Art, ist das Gehör vom Geruch und Geschmack darin unterschieden, daß viele verschiedene Töne, die zugleich unser Ohr treffen, nicht in einzelne Empfindung zusammenfließen, sondern alle von einander verschieden, ganz vernehmlich wahrgenommen werden können. Es erzählt uns Jemand Etwas, in dem Nebenzimmer ist Musik, auf der Gasse fährt ein Wagen, einige Leute rufen dabey, und in der Entfernung kann noch die Trommel gerührt, die Glocken geläutet, und eine Kanone gelöst werden; und wir werden alle diese Arten der Töne, abgeson-

dert

dert wahrnehmen, und ohne alle Mühe von einander unterscheiden können.

§. 62.

Aehnliche Beschaffenheit dieses Sinnes mit dem Geruch.

In den reinen Empfindungen des Gehörs, liegt so wenig, als in der reinen Empfindung des Geruchs und Geschmacks, die Gewahrnehmung eines außer uns befindlichen wirklichen Gegenstandes. Hätten wir nicht noch andre Sinne und Kenntnisse, wir würden jedweden Ton, den wir hören, für eine bloße Veränderung und Modification von uns selbst, nothwendig halten müssen.

Dieser Sinn wird noch weniger, als der Geruch, von den Empfindungen des Fühlens begleitet, und niemals kommen wir in den Fall, daß wir sagen könnten, wir fühlten mit den Ohren eben denselben Gegenstand, den wir hö-

ren.

ren. Auch noch darin kömmt das Gehör mit dem Geruch überein, daß seine äußre Gegenstände selber, die Organen nicht berühren. Das Gehör ist im übrigen unstreitig ein Sinn, von viel feinerer Art, als der Geruch, indem schon das bloße Zittern der Luft, und des damit vereinbarten Aethers, die Gehörsnerven in Wirksamkeit setzen kann.

Sechste Abtheilung.

Das Gesicht.

§. 63.

Worin der Sinn des Gesichts, und seine Organen bestehen.

Wir sehen; und die Gewahrnehmung, die wir auf diese Art erlangen, ist von allen, welche durch andre Wege in uns veranlaßt werden, ausnehmend verschieden. Die Organen des Gesichts, sind die Augen, und die Sehnerven. Die Lichtstralen, welche von den leuchtenden oder erleuchteten Körpern, in das Auge fallen, werden von den verschiedenen durchsichtigen Häuten und Säften, woraus solches besteht, auf solche Art gebrochen, daß auf der hintersten Haut des Auges, welche die Markhaut genennt wird, das Bild von diesem Gegenstande, mit allen seinen Farben, ganz ins Kleine dargestellt wird. Diese Markhaut, die aufs höchste empfindsam ist, pflanzt ihren Eindruck weiter bis zu dem Sehnerven, und dieser bis zum Gehirn fort; und wir sehen. Diejenige Gattung der Gewahrnehmungen also, welche durch unsre Sehnerven, wenn sie von den Stralen leuchtender oder erleuchteter Körper in Wirksamkeit gesetzt sind, unmittelbarer Weise und allein veranlaßt werden, machen den Sinn des Gesichts aus, und sind in so fern reine Empfindungen desselben.

§. 64.

Von den reinen und vermischten Empfindungen des Gesichts.

Unter allen Gattungen äußrer reiner Empfindungen, sind keine, welche so viel Veränderungen nach und nach erleiden, als die Empfindungen des Gesichts. So wohl die Vereinigung derselben, mit den Empfindungen andrer Sinne, als auch die darüber von uns selbst

ange=

angestellte Vergleichungen, und daraus hergeleitete Urtheile vermischen sich so innigst mit diesen Empfindungen, daß es ungemein schwer wird, sie sich in der Folge wieder rein und unvermischt vorzustellen. Je geübtere Augen Jemand hat, desto schwerer wird es ihm fallen, sich die reinen Empfindungen dieses Sinnes wieder vorzustellen, und dasjenige davon abzusondern, was Uebung, Mühe und Nachdenken in seinen Gesichtsempfindungen hineingebracht haben. Einem großen Maler oder Baumeister mag es vielleicht fremde deuchten, wenn gesagt wird, daß Schönheit und schickliches Verhältniß nicht Ideen sind, die wir unmittelbar unsrem Gesicht nicht zu verdanken haben. Je gewisser dieß aber ist, je mehr eigenes Verdienst haben sie um ihr geübtes und empfindendes Auge.

Die äußren Gegenstände des Gesichts, sind nicht die nächsten Ursachen von der Wirksamkeit der Sehnerven, sondern die Lichtstralen, und daher kommt es, daß die Empfindungen des Sehens uns keine Belehrung geben, ob das, was wir sehen, auch außer uns wirklich vorhanden sey oder nicht. Hätten wir keine andre Sinne und Kenntnisse, so würden die Abwechselungen der sichtbaren Gegenstände uns nichts anders zu seyn deuchten, als bloße Verändrungen und Modificationen von uns selbst. Bey neugebohrnen Kindern, und in Personen, die das erste Mal zum Gebrauch ihres Gesichts gelangen, muß es sich auch wirklich so verhalten. Herr von Haller meynt zwar, daß ein Blindgebohrner, dem das Gesicht wiedergegeben worden, alle Körper, die er sieht, zu berühren glaube; und der berühmte engländsche Wundarzt, Cheselden, meldet von einem Blindgebohrnen, dem im dreyzehnten oder vierzehnten Jahre, der Staar glücklich gestochen worden, daß es demselben so vorgekommen sey, als

wenn

wenn alles, was er gesehen, die Oberfläche seiner Augen berührt habe. Dieses würde, wenn es richtig wäre, die Gewahrnehmung eines Gegenstandes, der außer uns wirklich wäre, in den reinen Empfindungen des Gesichts beweisen. Allein Herr von Condillac (*) erklärt, wie ich glaube, diese Erscheinung ganz richtig. Er sagt: Dieses rühre daher, weil der Blinde vorher schon einigen Schein des Lichts, obgleich nur schwach empfunden habe, wodurch dann derselbe schon sey gewohnt geworden, solchen als eine von ihm selbst verschiedene Sache zu betrachten, und außer sich zu setzen. Weil nun überdieß der Blinde, von der Entfernung und vom Abstande sich noch keine Vorstellungen, vermittelst der Empfindungen des Sehens habe machen können, so habe es ihm nothwendiger Weise so scheinen müssen, als

(*) Traité des sensations. Tom. 2. p. 98.

als wenn dieses geringe Licht seine Augen unmittelbar berühre. Durch die Wegräumung des Staars, sey darauf dieses Licht lebhafter geworden, und so sey es natürlich, daß dieser Mensch dasselbe ferner da zu sehen und zu empfinden geglaubt habe, wo er es bisher wahrzunehmen, sich eingebildet gehabt hat.

Ich füge dieser Erklärung noch hinzu, daß auf diese Weise, auch selbst die ersten Empfindungen, welche dieser Mensch von den sichtbaren Gegenständen erhalten hat, nicht mehr ganz rein, sondern mit vorhergegangenen Empfindungen des Fühlens vermischt gewesen sind. Ja, wenn es auch den Fall geben sollte, daß ein Blindgebohrner, ehe ihm der Staar gestochen ist, nicht den geringsten Schein des Lichts empfunden hätte, so glaube ich doch, daß bloß dadurch, daß er mit seinen Händen, oder sonst, sich zuweilen die Augen berührt, die nachherige Empfindungen des Gesichts, schon die Beschaffenheit erlangen können, die Gegenstände so wahrnehmen zu lassen, als lägen sie unmittelbar auf den Augen. Dieß sind, wie ich dafür halte, die Ursachen dieser Erscheinung, welche sonst nicht wohl zu begreifen seyn würden, weil die Lichtstralen, ohne gefühlt zu werden, durch die Oberfläche des Auges fließen, und das Bild selbst erst im Grunde des Auges, und zwar ohne alle Empfindung des Fühlens zur Vollständigkeit gebracht wird. In diesem allen aber ist kein Grund zu finden, warum es einem Blindgebohrnen, wenn er das Gesicht erlangt, deuchten sollte, daß die Gegenstände, die Oberfläche seines Auges berührten; es müßte sich denn durch Erfahrungen bestätigen lassen, daß die Empfindsamkeit der noch ungebrauchten Markhaut im Auge so groß sey, daß die ersten Eindrücke der Lichtstralen, eine fühlartige Empfindung hervorbringen könnten.

In Absicht der Lage der Gegenstände findet sich auch noch eine Schwierigkeit. Es ist bekannt, daß alle Gegenstände auf der Markhaut des Auges, wo sie abgebildet werden, in verkehrter Lage und das unterste zu oberst stehen. Dieses ist der Natur des Auges und der Brechung der Lichtstralen gemäß. Nun sagt man, daß hieraus folgen müsse, wir könnten in einer ganz reinen Empfindung des Gesichts, die Gegenstände gleichfalls nicht anders als umgekehrt sehen; und es geschehe bloß durch Hülfe des Fühlens, daß wir den Theilen eines solchen Gegenstandes ihre rechte Lage nach und nach anweisen. Herr von Haller leugnet zwar diese Erklärungsart, weil man in zuverläßigen Versuchen, bey Blindgebohrnen, welchen das Gesicht wieder gegeben worden, dergleichen nie wahrgenommen hat. Jedennoch scheint er die Sache selbst nicht in Zweifel zu ziehen, und fügt nur hinzu: die Seele wisse

auch

auch ohne Versuche, dieses in Blindgebohrnen und in den Thieren zu verbessern. Ich muß gestehen, daß mich diese Erklärungsart so wenig als alle andre, die davon gegeben werden, befriediget. Denn wenn die reine äußre Empfindung die sichtbaren Gegenstände verkehrt in sich enthalten sollte, so wäre zwischen diesen Empfindungen, und den Empfindungen des Fühlens ein Widerspruch vorhanden. Wenn nun auch gleich dieser Widerspruch durch die überwiegende Ueberzeugung, welche die Empfindungen des Fühlens uns geben, gehoben wird, wovon noch andre Beyspiele angetroffen werden, so müßte doch ein Blindgebohrner, der, so lange er blind war, sich bloß durch Anfühlen und Berühren, eine Vorstellung von der fühlbaren Lage der Gegenstände gemacht hat, wenigstens aufs erste Mal die Gegenstände verkehrt sehen. Wie kann auch die Seele etwas verbessern, so lange sie weder weiß, was richtig, noch was unrichtig ist.

Alle diese und andre Schwierigkeiten, welche bey jeder Erklärungsart vorkommen, lassen mich glauben, daß die reinen äußren Empfindungen, die sichtbaren Gegenstände, nicht verkehrt, wie sie sich im Auge abbilden, sondern in ihrer rechten Lage wahrnehmen lassen. Ist es hierzu nöthig, daß das verkehrte Bild im Auge, wieder umgekehrt werde, so können dazu noch Mittel genug vorhanden seyn. Denn der Lauf der Lichtstralen hört mit Erreichung der Markhaut auf, und die weitere Ueberbringung des Bildes bis zur Gewahrnehmung der Seele, bleibt allein der Wirksamkeit der Nerven überlassen. Da wir nun von der Art, wie dieselben eigentlich wirken, fast gar nichts wissen, so kann es wohl seyn, daß durch die Wirkung derselben das Bild des sichtbaren Gegenstandes in seine wahre Lage wieder hergestellt werde.

werde. Vielleicht wird in der Zukunft, die eigentliche Erklärungsart dieser Schwierigkeiten noch gefunden werden.

Weiter ist auch die Frage aufgeworfen worden, ob in den reinen Empfindungen des Gesichts, wenn sie vermittelst beyder Augen zugleich in uns hervorgebracht werden, die sichtbaren Gegenstände doppelt oder nur einfach enthalten seyn müssen. Gemeiniglich ist das erste bejaht worden, und man hat den Empfindungen des Fühlens, die Berichtigung der Gesichtsempfindungen auch in dieser Sache zugeschrieben, und in diesem Fall, wäre also die Gewahrnehmung eines einzigen Gegenstandes, nicht mehr eine reine Empfindung des Gesichts, sondern schon eine mit Empfindungen des Fühlens vermischte Empfindung dieses Sinnes. Allein nach den Erklärungen des Herrn von Haller, scheint dieses unrichtig, und in den reinen Empfindungen des Gesichts nur die Gewahrnehmung eines einzigen Gegenstandes enthalten zu seyn. Denn ein und eben derselbe Gegenstand bringt in den Sehnerven beyder Augen, nur eine und eben dieselbe Wirksamkeit hervor, es kann also in der Wirksamkeit von beyden kein Unterschied anzutreffen seyn, mithin kann auch zur Gewahrnehmung der Seele kein Unterschied gebracht werden, und der sichtbare Gegenstand muß folglich nur ein einziger seyn, so lange als beyde Augen von einem einzigen Gegenstande auf gleiche Art und Weise afficirt werden. Eine gleiche Bewandniß hat es auch mit den Ohren, und den reinen Empfindungen des Gehörs.

§. 65.

Ob die Gewahrnehmung eines Raums außer uns, und des Abstands der äußren Gegenstände von uns, zu den reinen Empfindungen des Gesichts gehöre, oder nicht.

Wer sich einmal einen richtigen Begriff von der Natur der reinen äußren Empfindungen gemacht

macht hat, der wird leicht einsehen können, daß in den reinen Gesichtsempfindungen, keine Gewahrnehmung eines Abstandes oder einer Entfernung der Gegenstände von uns, und eben so wenig die Gewahrnehmung eines wirklichen Raums außer uns enthalten seyn könne. Den reinen Empfindungen zu Folge muß alles, was wir auf einmal sehen, es sey nahe oder fern, sich uns so vorstellen, als wäre es an einer ebenen Fläche, wie ein Gemälde, neben einander gestellt. Erhabenheiten und Vertiefungen, können als solche darin nicht wahrgenommen werden, denn sie sind an sich nichts anders als Verminderungen oder Vermehrungen des Abstandes von uns. Gesetzt auch, daß unsre reine Gesichtsempfindungen schon in so weit berichtiget worden, daß wir die Gegenstände derselben außer uns selbst setzen, so folgt daraus allein noch nicht, daß sie sich auch in Absicht auf den Abstand der Gegenstände von uns, verändren müssen, vielmehr würden diese Gegenstände uns noch immer auf einer ebenen Fläche erscheinen, und die ganze Veränderung würde nur darin bestehen, daß sie diese ebene Fläche da zeigen müßte, wo wir die Gegenstände außer uns befindlich zu seyn glauben. Etwas Aehnliches finden wir bey dem Anblick des gestirnten Himmels; wer sich noch nicht mit der Idee recht bekannt gemacht hat, daß der Abstand der Sterne von uns unendlich verschieden sey, dem werden sie noch immer, als auf einer Fläche gesetzt vorkommen. Allem Ansehn nach, dauert es ziemlich lange, und vielleicht Jahr und Tag, ehe in Kindern der Sinn des Gesichts, in Beziehung auf den wahrscheinlichen Abstand der Gegenstände von ihnen selbst, nur zu einiger Richtigkeit gelangt. Man erkennt solches aus den häufigen Irthümern, die sie in dieser Absicht täglich begehen. Sie verwechseln Gemälde und wirklich Dinge, und

grei=

greifen nach Sachen, die noch weit von ihnen entfernt sind. Die Thiere geben uns viel ähnliche Erfahrungen hierin.

Die Natur der reinen Empfindungen, da sie bloß aus unmittelbaren Gewahrnehmungen bestehen, bringt es auch mit sich, daß entfernte Dinge, eben so klein erscheinen müssen, als sie sich nach Verhältniß des Sehwinkels, dem Auge darstellen. Die Berichtigung derselben in dieser Absicht, geht bey Kindern nur langsam zu. Ich erinnere mich noch sehr lebhaft, daß ich einmal in meiner Kindheit mit Vergnügen einige Soldaten betrachtet habe, welche auf einer sehr hohen Gallerie stunden. Sie schienen in meinen Augen noch nicht so groß, als ich mir selber damals vorkam, und der Anblick vergnügte mich ungemein. Einige Jahre nachher, war ich wieder an eben demselben Ort, und gedachte meine kleine Soldaten zu finden; allein ich fand, daß dieselben mir nun-

nunmehr nicht viel kleiner schienen, als ich wußte, daß sie wirklich waren. Ich begriff damals nicht, wie dieses zugegangen war, allein die Schuld lag an dem allmäligen Verlust meiner reinen Empfindungen. Mehr Uebungen und Erfahrungen verursachen, daß wir entfernten aber bekannten Gegenständen, so viel an Größe in Gedanken wieder zusetzen, als ungefehr nach unsrer Vermuthung, ihnen der Abstand von uns genommen haben mag. Dagegen bleibt es bey Gegenständen, welche ihrer wahren Größe nach, uns unbekannt sind, immer schwer, das richtige Maaß von ihnen, wenn die Entfernung groß ist, zuverläßig zu bestimmen. Die vorgefaßtern Meynungen haben in dieser Art der Empfindungen ungemein viel Einfluß, und darum werden nicht leicht zwey Personen von verschiedener Erkenntniß, das Maaß der Größe von entfernten unbekannten Gegenständen einerley angeben; dem einen

wird

wird der Mond wie ein Teller, dem andren wie ein Scheffel vorkommen.

Die reinen äußren Empfindungen, müssen übrigens den richtigsten Ausdruck aller Proportion und alles Lichts und Schattens genau eben so in sich enthalten, wie die sichtbaren Gegenstände auf einer ebenen Fläche wirklich erscheinen. Es ist um deßwillen, besonders den Malern vortheilhaft, wenn sie sich, so viel möglich, gewöhnen, die Gegenstände, welche sie nach der Natur schildern wollen, bloß nach der reinen Empfindung zu betrachten; sie würden die Fehler in der Perspektiv auch ohne Regeln bloß durch eine genaue Nachahmung vermeiden, und Licht und Schatten dem erwählten Gesichtspunkt gemäß richtig vertheilen können.

§. 66.

Aehnlichkeit und Verschiedenheit dieses Sinnes, mit den übrigen Sinnen.

Die Empfindungen des Gesichts haben mit den Empfindungen des Gehörs, Geruchs, und Geschmacks, das gemein, daß sie, in so fern als sie rein sind, den äußren Gegenstand nicht von der Empfindung trennen, oder denselben als außer uns vorstellen. Die Ideen und Bilder, welche dieser Sinn uns giebt, scheinen der reinen Empfindung nach, bloß Verändrungen in uns selbst zu seyn. So bald aber diese Empfindungen durch Mitwirkung des Sinnes des Fühlens, so weit berichtiget worden, daß sie uns ihren Gegenstand als außer uns befindlich vorstellen, so trauen wir ihnen auch eben so sicher, als den Empfindungen des Fühlens, und trennen mit Zuverläßigkeit die Gegenstände von der Empfindung selbst, wenn wir gleich bisweilen behutsamer darin verfahren sollten.

Mit

Mit dem Gehör kommt das Gesicht am meisten überein. Die Gegenstände von beyden wirken aus der Ferne, ohne fühlbare Berührung der Organen, und beyderley Empfindungen geben keine Gewahrnehmung von den nächsten Ursachen, wodurch die Nerven in Bewegung gesetzt worden. Die zusammen genommene Wirkung vieler sichtbarer Gegenstände, fließt auch nicht in eine einzelne neue Empfindung zusammen, sondern jedweder Gegenstand kann vernehmlich von dem andren verschieden wahrgenommen werden. Dem Gesichte muß man indessen noch einen höhren Grad der Feinheit zuschreiben, als dem Gehör, weil seine Organen, so gar von den bloßen Stralen des Lichts, in Wirksamkeit gesetzt werden können.

Siebente Abtheilung.
Von den äußren Gefühlen.

§. 67.
Worin die äußren Gefühle überhaupt, bestehen.

Wir haben bisher gesehen, was für äußre Empfindungen, oder Gattungen der Gewahrnehmungen, wir unsren fünf Sinnen eigentlich zu verdanken haben. Ist es nun wahr, daß alles dasjenige zu den äußren Empfindungen überhaupt gerechnet werden muß, was von einer Verändrung in den Nerven unsrer gröbren Organisation eine unmittelbare Gewahrnehmung ist, so ist leicht einzusehen, daß durch den Dienst der fünf Sinne allein, die Quelle der äußren Empfindungen noch lange erschöpft sey. Die fünf Sinne eröfnen noch nicht alle Thore der Seele, es giebt noch Be-

schaffen-

schaffenheiten in den Dingen außer uns, und noch Arten der Wirksamkeit unsrer gröbren Organisation, welche uns solche Gewahrnehmungen geben, die unstreitig nicht zu denjenigen fünferley Gattungen gehören, welche die Sinne, wie wir gesehen haben, uns verschaffen. Ich will hier nur des äußren Schmerzes mit seinen Graden und Gattungen Erwähnung thun. Entstéht der Schmerz durch eine Verändrung in den Nerven der gröbren Organisation, so ist er unstreitig eine äußre Empfindung; aber welchem von den fünf Sinnen will man ihn zuschreiben? Dem Sinn des Fühlens, wird freylich ein Jeder antworten, ohne dabey zu bedenken, daß diese Antwort mehr der bisherigen gewöhnlichen Vorstellungsart, als der Natur solcher beyden Gattungen der äußren Empfindungen gemäß ist. Es giebt tausenderley Arten von Schmerz, woben weder eine Berührung noch ein äußrer Gegenstand wahrgenommen

nommen werden kann, welches doch beydes in den Empfindungen des Fühlens wesentlich ist. Es ist zwar wahr, daß mit dem Schmerze sich sehr oft auch der äußre Gegenstand fühlen läßt, der ihn hervorbringt; nichts desto weniger aber muß die Art der Wirksamkeit der Nerven, wodurch der Schmerz erregt wird, ganz verschieden seyn von derjenigen Wirksamkeit der Nerven, wodurch die bloße Gewahrnehmung eines äußren Gegenstandes, und seiner Wirkung auf die Haut hervorgebracht wird; denn die Verschiedenheit in den Gewahrnehmungen, setzt nothwendiger Weise eine Verschiedenheit in der thätigen Wirksamkeit der Nerven voraus.

Es giebt also, wie ich es mir vorstelle, von den äußren Empfindungen überhaupt, zweyerley Gattungen. Die erstere besteht in solchen, welche durch die fünf Sinne hervorgebracht werden, und ich die äußren Empfindungen insonderheit nenne, die andre begreift alle äußre

Empfin-

Empfindungen unter sich, welche nicht von den eigentlichen fünf Sinnen herrühren, und diese machen die äußren Gefühle aus. Durch diese Unterscheidung, welche nach meinen Begriffen, in der Natur der Entstehung unsrer Empfindungen gegründet ist, hoffe ich zugleich der Vieldeutigkeit des Worts, Gefühl, zuvorzukommen.

Ein Hauptunterschied, der sich zwischen den äußren Gefühlen und den Empfindungen der fünf Sinne findet, besteht in der Art der Gewahrnehmungen, welche von beyden in uns verursacht werden, und wovon in der Folge weitläuftig gehandelt werden soll.

Die Gefühle sind nicht so wie die meisten äußren Sinne an gewisse Werkzeuge gebunden, sondern sie können, durch alle Nerven erregt werden. Indessen deucht es mir doch unleugbar zu seyn, daß diejenige Art der Wirksamkeit der Nerven, wodurch Gefühle erregt werden, ganz und gar verschieden seyn müsse von derjenigen Nervenwirkung, wodurch die Empfindungen der fünf Sinne sich erzeugen. Es ist vielleicht nicht zu leugnen, daß verschiedene Gegenstände, die wir zugleich sehen, auch eine verschiedene Wirksamkeit in den Nerven, durch ihren Eindruck verursachen: allein diese Verschiedenheit ist doch sichtbarlich von einer und eben derselben Art; dahingegen die Verschiedenheit in der Wirksamkeit der Nerven, welche Gefühle und welche Empfindungen der fünf Sinne hervorbringt, eine ganz verschiedene Art der Wirksamkeit voraussetzt.

§. 68.
Die reinen, und die vermischten äußren Gefühle.

Was also die Seele, außer den Empfindungen, welche die fünf Sinne ihr geben, noch sonst von außen her, durch Hülfe der gröbren Organisation, für Gewahrnehmungen erlangt,

diese

diese alle machen das äußre Gefühl überhaupt aus. Die Veründrungen in den Nerven, und ihre Wirksamkeit, wodurch ein Gefühl erregt wird, muß von andrer Art seyn, als wodurch eine Empfindung eines der fünf Sinne verursacht wird.

Eben der Unterschied, den ich in den äußren Empfindungen der fünf Sinne, zwischen den reinen und vermischten gemacht habe, findet auch hier statt. Ein reines äußres Gefühl, wird daher ein solches seyn, das vermöge der Verändrungen in unsren gröbren Nerven, unmittelbar und ohne in der Seele eine andre Art von Vorstellungen vorauszusetzen, wahrgenommen wird. Ein Gefühl aber, das ohne Hülfe und Voraussetzung andrer Vorstellungen entweder gar nicht erregt, oder nicht völlig darohne zur Gewahrnehmung gebracht werden kann, ist in so fern nicht ganz rein, sondern ein vermischtes äußres Gefühl.

In den reinen äußren Gefühlen, welche so, wie die reinen äußren Empfindungen insonderheit, mit zu der ersten Grundlage unsrer gesammten Erkenntniß gehören, kann und darf nichts anders enthalten seyn, als was allein durch diejenige Wirksamkeit der Nerven, welche Gefühle hervorbringt, unmittelbar in der Seele verursacht wird. Die Idee des Unterschiedes, der in den Gefühlen befindlich ist, kann als solche, darin nicht wahrgenommen werden, ob gleich die Verschiedenheiten selbst alle darin liegen, und in Absicht ihrer unmittelbaren und nothwendigen Folgen, eben so wohl den reellen Grund davon enthalten müssen, als wenn die Seele eine besondre Idee von diesen Verschiedenheiten hätte, und die Folgen davon selbst veranstaltete. In den Gefühlen liegt so wie in den Empfindungen schon alles das enthalten, was daraus erkannt werden kann, es mag, als eine besondre Idee wirklich

ausge-

ausgehoben werden, oder nicht. Man sollte daher, um eigentlich zu reden, dem Ungeübten in einer Kunst, oder dem Einfältigen, nicht das feine Gefühl, sondern die feine Bemerkung absprechen.

Einige äußre Gefühle, können nicht ohne alle Empfindung, die von einem oder dem andren Sinn herrührt, erzeugt werden, und wirklich bestehen, wenigstens werden sie von uns ohne dieselben nicht wahrgenommen. Andre hingegen können es, und entstehen oft in uns ohne Begleitung von irgend einer Empfindung eines Sinnes. Ich werde itzt einige Arten der äußren Gefühle namhaft machen.

§. 69.

Das Gefühl des Nichtwohlseyns, und des Wohlseyns.

Wenn wir auf die Welt kommen, sind wir natürlicher Weise vollkommen gesund; kein Theil unsres Körpers leidet einige Beschwerung, die Bewegung der innerlichen Theile geht gut von Statten, und der Umlauf der Säfte geschieht ungehindert. Dieser Zustand ist überhaupt unsrem Körper und allen seinen Nerven der natürlichste. Er ist ein Mittelzustand zwischen Genuß und Leiden, und seine Folge ist Ruhe. Diese harmonische Uebereinstimmung der natürlichen innren Einrichtung unsrer Nerven, mit der Wirklichkeit eines Zustandes, welcher derselben vollkommen gemäß ist, kann in der Seele kein Gefühl erregen, oder ihr eine Gewahrnehmung geben. Dieser ruhige, und in gewissem Verstande, gefühllose Zustand dauert aber nicht lange, und wird gemeiniglich schon mit Erblickung des ersten Tageslichts verändert. Bald leiden unsre Nerven von der äußren Luft, bald von andren äussren Gegenständen, eine drückende Beschwerde, und oft sind innre Ursachen in unsrem Körper vorhanden, welche bald auf diese bald auf jene

Art,

Art, mittelbar oder unmittelbar, eine beschwerliche Verändrung in dem freyen und natürlichen Zustand unsrer Nerven hervorbringen. Diese Verändrungen, veranlassen in uns eine Empfindung, welche das Gefühl des Nichtwohlseyns, oder des Uebelbefindens genennt werden kann. In so fern nun dieses Gefühl allein und unmittelbar, durch eine Veränderung der Nerven, in uns entsteht, in so fern ist es ein reines äußres Gefühl.

Die eigentliche Gewahrnehmung dieses Gefühls ist nach den Erfahrungen, die ein Jeder hat, von den Gewahrnehmungen, welche der Sinn des Fühlens uns verschaft, sehr verschieden. Wir fühlen oft bey diesem Gefühl eines Nichtwohlseyns gar nichts, was einer Berührung oder einem Druck ähnlich wäre: ein bloßes Gefühl, daß uns nicht recht zu Muthe sey, nimmt dann die ganze Gewahrnehmung ein. Wenn aber Empfindungen von einem drückenden Gegenstande damit verbunden sind, so lassen sich solche doch deutlich vom Gefühl, so wie der fühlbare Gegenstand auf der Zunge vom Geschmack selbst absondern, und solche Empfindungen werden dann dem Sinn des Fühlens zugeschrieben.

Dieses Gefühl des Nichtwohlseyns, drückt zwar den Worten nach etwas verneinendes aus; nichtsdestoweniger aber ist es doch etwas sehr Reelles, und wird durch eine wirkliche unbequeme Veränderung, die in unsren Nerven vorgeht, verursacht.

So bald aber die Ursachen wiederum weggeräumt sind, welche unsre Nerven in eine beschwerliche Lage versetzt hatten, so bald kommen diese wiederum in den Zustand, der ihrer Natur am allergemäßesten ist, worin sie im Stande sind, ihre Verrichtungen ungehindert wieder auszuüben, und es ihnen dazu weder an Kraft noch an Freyheit gebricht. Diese Rückkehr in den vorigen Zustand, ist eine Verändrung in den Nerven, wodurch in uns das Gefühl des Wohlseyns erweckt wird. Zu diesem glücklichen Gefühl, gelangen wir zuerst nicht anders, als nachdem das Gefühl des Nichtwohlseyns vorhergegangen ist. Darum hat schon ein grosser Philosoph der alten Zeit gesagt: das Vergnügen und der Schmerz folge so auf einander, als wenn beyde mit ihren Enden aneinander geknüpft wären (*). Und in der That ist es auch so; der gewohnte ruhige und zufriedene Zustand, erregt nicht eher, das Gefühl des Vergnügens, als wenn er, nachdem er unterbrochen gewesen, wieder zurückkehrt; darum wird das Glück der Gesundheit erst recht geschätzt, wenn Krankheit und Schmerz vorhergegangen ist.

Das

(*) Plato im Phädon. Nach der Uebersetzung des Herrn Prof. Köhler 1769. Seite 8.

Das Gefühl des Wohlseyns, setzt zwar auf diese Weise das Gefühl des Nichtwohlseyns voraus. Dem ungeachtet aber kann es doch in so weit ein reines Gefühl seyn, als es allein und unmittelbar durch eine Veränderung in den Nerven veranlaßt worden ist.

§. 70.

Das Gefühl des Wehes, und des Kützels.

Wenn in unsren Nerven ein stärkerer Eindruck und Bewegung verursacht wird, als es ihr Bau und die Natur ihrer innren Einrichtung vertragen kann, oder wenn sie gar durch einen solchen Eindruck verletzet, und der natürliche Zusammenhang ihrer Theile gestört wird, so entsteht dadurch eine Empfindung in uns, die das Gefühl von einem Wehe genennt wird. In so fern nun dieses Gefühl, einzig und allein durch die Wirksamkeit der Nerven unmittelbar in uns erzeugt wird, in so fern ist es ein reines äußres Gefühl eines Wehes.

Es läßt sich leicht bemerken, daß diese Empfindung von derjenigen, welche durch den Sinn des Fühlens in uns erregt wird, ganz verschieden sey, und sehr oft nicht einmal damit verknüpft empfunden wird. Es sticht sich Jemand, oder er brennt sich, so ist die Empfindung lauter Gefühl. Nach den verschiedenen Arten des Wehes, hat auch dieses Gefühl, sehr viel Zweige, davon aber nach dem reinen Gefühl kein Unterschied wahrgenommen wird. Alle unsre Nerven sind ohne Ausnahme fähig, dasselbe zu erregen.

Wenn hingegen die Nerven der Haut, besonders an manchen Stellen, auf eine sanfte und gemäßigte Art gereizt werden, so entsteht dadurch dasjenige Gefühl, das der Kützel genennt wird. Wird dieser Reiz zu stark vermehrt, so artet das Gefühl in ein Wehe aus. Mit dem Kützel, sind zwar allemal Empfindungen des Fühlens verknüpft, das Gefühl

dessel-

desselben ist aber von solchen Empfindungen weit verschieden, und beyde können abgesondert wahrgenommen werden. In so fern in dem Kützel nichts weiter wahrgenommen wird, als bloß dasjenige, was durch die kützliche Veränderung der Nerven in uns veranlaßt worden, in so fern ist er, ein reines Gefühl.

§. 71.

Das Gefühl der Wärme und der Kälte.

Ein gewisser Grad der Wärme oder Kälte, ist allezeit in unsrem Blute, und in den Theilen unsres Körpers. Wird die Luft um uns herum wärmer oder kälter, als sie eben vorher war, so wird der Grad der Wärme in uns, entweder größer oder geringer. Hierdurch wird unsren Nerven gleichfalls eine Veränderung mitgetheilt, welche unmittelbarer Weise in unsrer Seele diejenige Gewahrnehmung hervorbringt, die wir das Gefühl der Wärme, oder der Kälte, nennen. In so fern nun dasselbe

be

be von außen vermittelst der Nerven in die Seele gebracht wird, in so fern ist es ein äusseres Gefühl von außen. Diejenige Art von Wärme aber, die wir bey der Schaamröthe empfinden, ist ein äußres Gefühl von innen (§. 39.). Worin das reine, und das vermischte Gefühl hier besteht, ist leicht einzusehen.

Es würden in der That ganz verschiedene Empfindungen, mit einander verwechselt werden, wenn dieses Gefühl nicht von den Empfindungen des Fühlens unterschieden werden sollte. Die letzten werden bloß durch Berührung unsrer Haut veranlaßt, und enthalten dabey allemal die unmittelbaren Gewahrnehmungen, so wohl von dem Eindruck auf uns, als auch von dem Gegenstande, der uns berührt. Bey der Wärme oder Kälte aber, fehlt ganz und gar die Gewahrnehmung des äußren Gegenstandes; sie dringen beyde durch unsren ganzen Körper, und bleiben nicht bloß in der Haut. Alle unsre

Nerven sind durch und durch Werkzeuge dieses Gefühls. Die Verbindung der Empfindungen des Fühlens mit diesem Gefühl, geschieht allemal alsdann, wenn die Wärme oder Kälte zugleich eine Beschaffenheit fühlbarer Gegenstände ist.

Ein gemäßigter Grad von Wärme, ist so wohl unsrem Blute, als unsrem ganzen Körper überhaupt natürlich, und seiner innren Einrichtung gemäß. Wird dieser Grad sehr merklich verringert oder erhöht, so muß dadurch zugleich eine beschwerliche Veränderung in der natürlichen Beschaffenheit unsrer Nerven verursacht werden, welche das Gefühl eines gewissen Nichtwohlseyns hervorbringt. Dieses letzte Gefühl kann also oft eine Folge des ersten seyn. Beyde aber werden bey geringer Aufmerksamkeit, noch immer von einander als unterschieden wahrgenommen werden können.

§. 72.

§. 72.

Das Gefühl der Ungewohnheit, und der Gewohnheit.

Es ist nothwendig, daß wir uns allemal in bestimmten äußren Umständen befinden müssen, die so wohl ununterbrochen, als auch von Zeit zu Zeit, auf unsre Sinne und Gefühle wirken. Sind diese Wirkungen, der natürlichen Beschaffenheit und innren Einrichtung unsrer Nerven nicht ganz zuwider, so erzeugt sich dadurch auf eine unmerkliche Weise ein gewisser Zustand unsrer Nerven, eine bestimmte Art ihrer Existenz, welche eben deßwegen, weil sie unmerklich entstanden ist, kein Gefühl verursacht, und mit Recht, die zwente Natur derselben genennt werden kann. So bald aber diese äußren Umstände sich wiederum so verändern, daß derjenige Zustand, der unsren Nerven nunmehr natürlich geworden, dadurch gleichfalls verändert wird, so erzeugt diese Veränderung eine unmittelbare Gewahrnehmung, welche das Gefühl der Ungewohnheit genennt wird, und desto stärker ist, je plötzlicher und entgegengesetzter die Abänderung solcher äußren Umstände ist. Werden wir bald darauf wiederum in die vorigen Umstände versetzt, so bringt diese abermalige Verändrung unsrer Nerven, das Gefühl der Gewohnheit zuwege. Dieses Gefühl kann also, wenn es ein reines Gefühl seyn soll, nicht eher entstehen, als das Gefühl der Ungewohnheit vorangegangen ist.

Ungewohnte Gegenstände, die plötzlich wahrgenommen werden, wirken das Gefühl der Scheu, welches ebenfalls auch ein reines Gefühl seyn kann.

Je mehr der Zustand, der unsren Nerven zur Gewohnheit geworden, mit ihren natürlichen Einrichtungen und Beschaffenheiten übereinstimmt, desto stärker ist das darauf folgende Gefühl der Ungewohnheit, und umgekehrt.

Gewohn-

Gewohnheit und Ungewohnheit sind oft mit dem Gefühl des Wohlseyns, und Nichtwohlseyns verknüpft, sie können aber leicht von einander unterschieden werden.

§. 73.
Das Gefühl des Wohlgeschmacks und des Uebelgeschmacks, des Wohlgeruchs und des Uebelgeruchs.

Obgleich unsre Empfindungen des Geschmacks und Geruchs, allemal mit dem Gefühl des Wohlgeschmacks oder Uebelgeschmacks, des Wohlgeruchs oder Uebelgeruchs begleitet sind, so scheint doch diese Verbindung an sich selbst nicht schlechterdings nothwendig zu seyn, und wenn sie es auch wäre, so können doch wenigstens beyderley Arten der Empfindungen, als von einander verschieden, leicht abgesondert werden. Ein anderes ist es, durch den Geschmack zu empfinden, daß ein schmeckbarer Gegenstand vorhanden sey, ein andres ist es, das Gefühl dabey zu haben, ob dieser Gegenstand wohl oder übel schmecke. In dem ersten Fall, werden die Nerven des Geschmacks in eine Wirksamkeit gesetzt, welche ihrer Hauptbestimmung gemäß ist, und in der Hervorbringung der Empfindung des Geschmacks besteht. In dem andern Fall aber, werden die Nerven dabey zugleich, in eine solche Wirksamkeit gebracht, welche überhaupt entweder der Harmonie ihrer natürlichen Verhältnisse gemäß ist, und sie fühlbarer macht, oder derselben zuwider läuft. Diese letzte Art der Wirksamkeit unsrer Nerven, ist eigentlich diejenige, welche alle unsre Gefühle hervorbringt, und wozu alle Arten der Nerven fähig sind.

Ich bin gar nicht darwider, wenn Jemand sagen wollte, daß eine jedwede Wirksamkeit der Nerven, zugleich einigen Einfluß auf die Harmonie ihrer natürlichen Verhältnisse haben müsse. Daraus würde weiter nichts folgen, als daß alle Arten von Empfindungen zugleich

von

von einigem Gefühl begleitet seyn müßten. Und dieses ist eben meine Meynung, weßhalb ich auch in der Folge mich bemühen werde, diese Gefühle möglichst hervor zu suchen. Hier habe ich in eben dieser Absicht, schon den Anfang machen müssen, Gefühl und Empfindung, der bloßen Gewahrnehmung nach, von einander zu unterscheiden.

Mir deucht, es ist zweyerley, ob ich von einem Gegenstande bloß eine solche Idee habe, welche nach der Hauptbestimmung der verschiedenen Gattungen der Nerven eingerichtet und diesem Endzwecke gemäß ist, oder ob ich auch zugleich empfinde, daß dieser gegenwärtige Gegenstand, einen angenehmen oder widrigen Eindruck auf mich mache. Es ist dabey unstreitig, daß auch die bloße Gewohnheit und Uebung, in Absicht mancherley Gegenstände, die Gefühle des Wohlgeschmacks und Wohlgeruchs sehr vermehren könne, das ist:

sie kann schuld seyn, daß die empfindbare Verschiedenheiten in diesen Gefühlen stärker wahrgenommen werden. So wie es auch auf der andern Seite sehr wahrscheinlich ist, daß ohne Gewohnheit und Uebung, diese Gefühle nur schwach bleiben werden.

Bey Kindern nimmt man diese Gefühle in den ersten Tagen nach ihrer Geburt noch nicht wahr. Mit gleich heitrer Miene lassen sie sich süße Milch oder Rhabarbertinktur einflößen. Es mögen indessen diese Gefähle, in einer angebornen, oder nach und nach erlangten Beschaffenheit der Nerven ihren Grund haben, so ist es doch gewiß, daß sie zum Theil unmittelbar und allein, durch die Wirksamkeit der Geschmacksnerven und der Geruchsnerven veranlaßt werden, und daher in so weit auch zu den reinen Gefühlen gerechnet werden können. Man muß in diesem Betracht alles Fremde davon abson-

absondern, und allein bey dem bleiben, was die Gewahrnehmung davon enthält, wenn sie weiter nichts als die unmittelbare Folge der Verändrung der Nerven ist.

Diese Gefühle, welche besonders in den Empfindungen des Geschmacks, ein so leicht wahrzunehmendes Uebergewicht geben, wovon die natürlichen Absichten leicht in die Augen fallen, haben auch dem Geschmack den Vorzug zuwege gebracht, daß mit seinem Namen, unsre ganze sogenannte sinnliche Beurtheilungskraft benennt wird.

§. 74.

Das Gefühl des Ekels.

Das Gefühl des Ekels, kann gleichfalls als ein äußres Gefühl betrachtet werden. Es ist, wie mir deucht, an sich selbst schon klar genug, daß der Ekel, in so weit er ein reines Gefühl ist, von den Empfindungen des Geschmacks und des Geruchs, auch von dem

Gefühl des Uebelgeschmacks und Uebelgeruchs, vernehmlich unterschieden sey. Wenn Ekel erregende Gegenstände, mit wohlschmeckenden Dingen dergestalt vermischt werden, daß sie dem Geschmack ganz unmerklich sind, so bringen sie doch wenige Zeit nachher den Ekel hervor. Der Ekel ist also nicht allemal mit dem Uebelgeschmack verbunden, oder umgekehrt. Er ist vielmehr ein eigenes besonderes Gefühl, und nicht bloß dem Grade, sondern der Beschaffenheit nach, von jenem verschieden.

Die Werkzeuge des Ekels, in so weit er ein reines Gefühl ist, sind vornehmlich in dem Magen zu suchen. Eine sehr widrige Veränderung der häufig daselbst befindlichen Nerven, bringt widrige Bewegungen in demselben hervor, welche mit wirklichem Erbrechen, oder doch Anmahnungen dazu, verknüpft sind, wovon die Gewahrnehmung in der Seele, das Gefühl des Ekels genennt wird.

Ich

Ich leugne nicht, daß auch der Ekel, bloß durch die Gefühle des Uebelgeruchs und des Uebelgeschmacks erregt werden könne, ohne daß es allemal nöthig sey, unmittelbar in den Magen selbst, ekelerregende Gegenstände hineinzubringen. Es sind auch physiologische Gründe vorhanden, die solches erklären. Die sehr häufigen Nerven des Magens, entspringen von denen, welche das achte Paar genennt werden, und von eben diesem Paare geht auch ein Ast nach der Zunge. Die widrigen Gefühle dieser letztren können also dem Magen leicht mitgetheilt werden, weil der Zusammenhang zwischen den Nerven eines und ebendesselben Paares sehr nahe und gleichsam unmittelbar ist. Die Geruchsnerven hingegen enthalten von dem achten Paare Nerven nichts in sich, wohl aber von dem fünften, welches zugleich und hauptsächlich die Werkzeuge des Geschmacks ausmacht. Die widrigen Eindrücke in den

Geruchsnerven, würden also hiernach sich zuerst den Geschmacksnerven, und vermittelst dieser allererst dem Magen mittheilen, und auf solche Weise Ekel erregen. Dieses kommt auch mit der Erfahrung überein, indem ein widriger Geruch nicht so leicht Ekel erregt als ein widriger Geschmack.

Beyläufig merke ich an, daß hieraus auch zu ersehen ist, warum zwischen den Empfindungen des Geruchs und des Geschmacks eine so große Verwandtschaft wahrgenommen wird. Doch ich enthalte mich in dieser Art der Anmerkungen weiter zu gehen, da die Physiologen selbst, auf dergleichen Ursachen von der Verbindung der Empfindungen untereinander, ihr Augenmerk noch nicht besonders gerichtet haben. Möchten sie doch, zum Dienst der philosophischen Erkenntniß des Menschen mehr Beobachtungen in dieser Sache bekannt machen.

§. 75.

§. 75.
Das Gefühl der Ermüdung und der Erholung.

Die Natur und die ganze Einrichtung unsres Körpers, bringt es mit sich, daß wir nicht beständig und anhaltend, thätig oder beschäftiget seyn können. Die willkürliche Bewegung unsrer Muskeln, die durch Hülfe der Nerven vollbracht wird, thut der mechanischen und natürlichen Bewegung dieser Theile, wodurch sie helfen müssen, die ihnen zugeführten Nahrungssäfte, in ihre eigene Substanz zu verarbeiten, immer einigen Abbruch. Eine ununterbrochene Beschäftigung, würde so wohl mittelbarer als unmittelbarer Weise, unsren Nerven immer mehr und mehr, die nothwendige Nahrung entziehen, sie entkräften, und endlich sie zu der ihnen natürlichen Wirksamkeit ganz untauglich machen. In dem Fortgange einer anhaltenden Thätigkeit, wird diese

Veränderung der Nerven immer merklicher, und wenn sie wahrgenommen wird, haben wir das Gefühl der Müdigkeit oder der Ermüdung; unsre Thätigkeit muß von selbst aufhören, und wir ruhen oder erholen uns. Beyde Gefühle entstehen bloß und unmittelbar, durch eine Verändrung unsrer Nerven, und in so weit die Gewahrnehmung davon weiter nichts enthält, als was eine unmittelbare Folge davon in unsrer Seele ist, in so fern sind es reine äußre Gefühle.

§. 76.

Das Gefühl des Hungers und des Durstes.

Unser Körper verlangt eine öftere und fast beständige Nahrung, welche zuerst in dem Magen zubereitet und von dort allen Theilen des Körpers, nachdem dieselbe auf ihren Wegen noch verschiedene Absonderungen und Verfeinerungen erlitten hat, zugeführt wird. Es ist daher erforderlich, daß alle Nahrungsmittel, wie es die Erfahrung auch zeiget, zu allererst dem Magen zugeführt werden. So bald es dem Magen eine gewisse Zeitlang an Nahrungsmitteln fehlt, so bald reiben sich seine ungemein gefühlsame Falten, welche mit vielen Nerven versehen sind, an einander, und dieses Reiben verursacht unmittelbar eine Empfindung in der Seele, welche das Gefühl des Hungers ist.

Eben auf diese Weise entsteht, aus Mangel genugsamen Zuflusses von Feuchtigkeiten, eine Vertrocknung in der Zunge, dem Gaumen, und dem inwendigen Halse, wodurch in den häufig daselbst befindlichen Nerven eine beschwerliche Veränderung verursacht wird, die in der Seele eine Empfindung erzeugt, welche das Gefühl des Durstes, genennt wird. Beydes, Hunger und Durst sind äußre Gefühle, weil sie bloß durch Veränderung und

Wirkung der äußren oder gröbren Nerven erregt werden. In so fern diese Gefühle rein sind, und bloß an sich betrachtet werden, geben sie der Seele keine Anweisung, wie den Ungemächlichkeiten, daraus sie bestehen, abgeholfen werden möge, weil in ihnen weiter nichts enthalten ist, als allein die Gewahrnehmung von einem immer merklicher werdenden Nichtwohlseyn, davon die Quelle vornehmlich im Magen und im Munde wahrzunehmen ist. Wenn ein neugebornes Kind sich auch gleich verständlich machen könnte über das, was es fühlt, so würde es doch, so lange es noch nicht selbst gegessen und getrunken, oder andre solches verrichten gesehen hätte, eher vor Hunger und Durst verschmachten, als daß es darauf fallen sollte, Speise und Trank zu verlangen, oder zu sich zu nehmen. Die Stillung des Hungers und des Durstes, giebt gleichfalls

falls ein äußres Gefühl, das mit dem Gefühl des Wohlseyns viel Aehnlichkeit hat.

§. 77.

Das Gefühl der Wollust.

Eine gleiche Bewandniß hat es auch mit dem äußren Gefühl der Wollust. In einem gewissen Alter, erfolgt der natürlichen Einrichtung unsres Körpers gemäß, ein häufiger Zufluß des Blutes und andrer Flüßigkeiten, nach gewissen äußerst gefühlsamen Theilen unsres Körpers; dadurch werden die Nerven in solchen Theilen, sanft gedrängt und gereizt. Von dieser Verändrung der Nerven, entsteht unmittelbar eine Gewahrnehmung in der Seele, welche das Gefühl der Wollust ausmacht. So lange bey diesem Gefühl keine andre Idee oder sonst Etwas in der Seele vorausgesetzt wird, sondern nur allein dasjenige in Betrachtung gezogen wird, was unmittelbar und allein, durch solchen Reiz der Nerven veranlaßt wird,

so

so lange ist es das reine Gefühl der Wollust, in der Bedeutung, darin ich das Wort, rein, von den Empfindungen und Gefühlen bisher gebraucht habe.

In der Gewahrnehmung, welche durch dieses Gefühl an sich betrachtet, erregt wird, ist eben so wenig, als in den Gefühlen des Hungers und Durstes, eine Anweisung enthalten, auf was Art und Weise, den Ungemächlichkeiten desselben abgeholfen werden könne.

§. 78.
Das Gefühl des Schröcks, oder des Erschreckens.

Wenn auf eine unerwartete Weise unsre Nerven von irgend einem äußren Gegenstand, einen plötzlichen und starken Eindruck empfangen, so entsteht außer der Gewahrnehmung der eigentlichen Empfindung, oder auch des Gefühls, das solcher Gegenstand selbst verursacht, noch dazu ein ganz andres, ganz

ver=

vernehmlich davon unterschiedenes Gefühl, welches bloß durch den plötzlich starken Eindruck in uns veranlaßt wird. Dieses Gefühl, ist das Gefühl des Schröcks, oder des Erschreckens. In so fern der Schröck, als ein reines äußres Gefühl betrachtet wird, in so fern muß er einzig und allein, in der unmittelbaren Folge bestehen, welche von einer plötzlichen und starken Verändrung unsrer Nerven, in der Seele verursacht wird; diese Verändrung mag übrigens zugleich in einer Art des Gefühls, oder allein in einer äußren Empfindung insonderheit bestehen. Sie kann zugleich eine Empfindung des Gesichts, des Gehörs, oder ein Gefühl des Wehes und dergleichen mehr seyn, als zum Beyspiel, ein Schuß bey Nachtzeit, ein unvermutheter Schlag u. s. w.

§. 79.

Von den äußren Gefühlen, die aus Trieben entspringen, welche unsrem Körper eingepflanzt sind.

Die ganze Schöpfung wäre nichts, wenn nicht damit die Absicht und die Kraft, sie im Ganzen zu erhalten, verknüpft wäre. Alle Kräfte der Körperwelt zielen darauf ab. Schwere und Gleichgewicht, wie im Kleinsten so im Größten, sind Folgen und sichtbare Beweise von dieser unendlich großen Absicht, und allgewaltigen Vorsorge. Je sichtbarer die Wirkungen dieser Kräfte sind, desto mehr werden wir von der absichtsvollen Zurichtung der ganzen Natur überzeugt. Wie ämsig und sichtbarlich arbeiten nicht diese Kräfte in dem Gebiete des Thierreichs so wohl als des Pflanzenreichs, um jedes Hinderniß, jeden Unfall und Schaden, wodurch das Ganze im Einzelnen zerrüttet werden möchte, wegzuräumen, zu heilen, und wiederherzustellen!

Wollte

Wollte man die Ausrichtung dieser großen Anstalten, und die in jeden Augenblick fallende Besorgung und Anwendung der Mittel dazu, den Kräften gewisser Geister oder unsichtbarer Mächte zuschreiben, so hieße das eben so viel, als uns eine Heymath in dem Lande der Sylphen und Feen anweisen, und die Welt zu einem Gedichte machen.

Aber, dieses großen Endzwecks der Erhaltung unerachtet, davon die Spuren in jedwedem Werke der Natur, es sey groß oder klein, sichtbarlich enthalten sind, sehen wir doch, daß die ganze Natur beständigen Veränderungen unterworfen ist. Wir finden Kräfte, die sich untereinander entkräften, und zu Grunde richten; ja wir finden Kräfte, die sich selbst mit der Zeit aufreiben, und bloß durch Länge der Zeit matt werden, und vergehen, oder doch uns zu vergehen scheinen. Diese beständige

Veränderungen der Natur, welche der Absicht, sie zu erhalten, entgegen zu arbeiten das Ansehen haben, würden bald aus der Schöpfung ein Chaos der Verwirrung machen, wenn nicht zugleich jedweder veränderter Zustand eines jeden einzelnen Gliedes dieser unermeßlichen Kette der Dinge, mit höchst weisen Endzwecken auf das Wachsthum der Vollkommenheiten des Ganzen, innigst genau verknüpft wäre, und wenn folglich, die allgemeine Absicht der Erhaltung, sich nicht auch so lange, bis diese Endzwecke erreicht sind, auf jedweden einzelnen Zustand erstrecken sollte.

In diesen Vorstellungen finde ich allgemeine Gründe, warum die ganze Körperwelt, sehr absichtsvoll mit Trieben so reichlich versehen ist, und warum einige davon erst nach und nach entstehen, andre aber nach und nach wieder aufhören und vergehen. Um deßwillen bitte ich um Verzeihung, wegen dieser kurzen Ausschweifung. Ich weiß es übrigens wohl, daß in natürlichen Dingen, es nichts erklären heißt, wenn man mit Verlassung der Natur, bloß zu den Absichten und dem Willen des Urhebers davon, seine Zuflucht nimmt; zumal der kurzsichtige Mensch selten sicher schließt, wenn er in Werken von einem unübersehlichen Zusammenhang, bloß aus den Endursachen Beweise führt, obwohl bisweilen auch dies besser seyn mag, als sich in Zirkelerklärungen herumzudrehen, und die sichtbarsten Dinge dadurch zu verdunkeln.

Die Erfahrung lehrt es, daß in unsrem Körper Kräfte sind, die auf sein Wachsthum, seine Erhaltung, Fortpflanzung, und auf die Entwickelung seiner Fähigkeiten unaufhörlich arbeiten; sie zeigt aber auf keinerley Weise dabey, daß unsre Seele auch nur den geringsten

Grund von der ersten Ursache, welche diese Kräfte in Wirksamkeit setzt, in sich enthalte. Diese Kräfte können, so lange sie wirksam sind, Naturtriebe genennt werden. Diese Triebe liegen nicht in der Seele, sondern allein in dem Körper, und sind an sich nicht alle von gleicher Stärke und Dauer. Einige behalten ihre ganze Kraft, so lange der Mensch lebt, einige hören ganz und gar auf, und andre entstehen nach und nach. Einige aber hören nur während einer kurzen Zeit auf, und kommen hernach wieder. Die Ursachen davon werden in der Physiologie erklärt.

Wenn ein Naturtrieb sehr stark wird, das heißt, wenn ein natürliches Bedürfniß unsers Körpers sehr zunimmt, so muß unser Körper dadurch auf eine oder die andre Art nothwendig leiden. Unsre Nerven müssen nach Beschaffenheit des Bedürfnisses irgendwo in unsrem frem Körper, entweder in ihrer Wirksamkeit gestört, gedrängt und geschwächt, oder zu stark gereizt werden. Diese Verändrungen in den Nerven geben uns natürlicher Weise eine Gewahrnehmung, und dergleichen Gewahrnehmungen machen überhaupt das Gefühl der natürlichen Triebe, oder der natürlichen Bedürfnisse aus. Von diesen Trieben, entstehen die schon angeführten Gefühle des Hungers und des Durstes, der Wollust, der Ermüdung, und noch viel andre mehr. Hierher ist auch zu rechnen, das Gefühl eines Drängens, wenn Etwas aus dem Körper herausgeschaft werden soll; ferner das Jucken in der Haut, das von dem Kützel unterschieden werden muß, das Niesen, und dergleichen mehr.

§. 80.

Noch einige andre außerordentliche äußre Empfindungen und Gefühle.

Bisweilen findet man Personen, welche gewisse außerordentliche Gefühle und Empfindungen besitzen. Durch Krankheiten und Wunden, oder auch durch andre Zufälle und natürliche Anlagen, kann die Empfindsamkeit und Gefühlsamkeit einer oder der andren Gattung unsrer Nerven, ganz ungemein vermehrt werden. Dergleichen Beschaffenheiten vermehren dann auch verhältnißmäßig die Gegenstände unsrer Empfindungen und Gefühle. Es ist bekannt, daß viel Personen ein sehr feines Gefühl von der Verändrung der Witterung haben, und diese Verändrungen schon wahrnehmen, wenn noch Niemand etwas davon spürt. Dieses Gefühl ist gemeiniglich in solchen Stellen des Körpers, wo ehedem Wunden und offene Schäden gewesen sind. Manche Personen

nen haben ein Gefühl von noch weit entfernten aufsteigenden Gewittern. Außerordentlich ist auch das Gefühl, das einige Personen, von der Gegenwart gewisser Thiere haben, und welches sich durch Ohnmachten und Uebelwerden äußret; insonderheit findet sich, daß die Katzen zu Erregung dieser Gefühle fähig sind. Man sagt auch, daß Skaliger, Vater und Sohn, Cardan und andere Gelehrte, des Nachts eine Zeitlang haben sehen können; daß Erasmus sich keinem Fische habe nähern dürfen, ohne ein Fieber zu bekommen, und daß Baco allemal ohnmächtig geworden, wenn eine Mondfinsterniß vorgegangen. Mehrere dergleichen Beyspiele außerordentlicher Gefühle, kommen in der Geschichte häufig vor. Wer Acht giebt, wird selbst viel dergleichen Beyspiele bemerken. Bey dem Einem bringen gewisse Gerüche, bey dem Andren ein gewisser Geschmack, außerordentlich widrige Gefühle hervor, welche doch wiederum andren angenehm sind. Und hieraus sieht man, zu was für einer ausnehmenden Empfindsamkeit unsere Nerven fähig sind, und daß es überhaupt an sich möglich sey, daß unsre Sinne und Gefühle noch auf eine unglaubliche Art empfindsamer werden könnten.

Achte Abtheilung.

Von den Verändrungen, welche in den reinen äußren Empfindungen überhaupt, bloß durch die gleichzeitige Verknüpfung derselben untereinander verursacht werden.

§. 81.

Durch die gleichzeitige Verbindung mehrerer reiner äußrer Empfindungen allein, kann keine neue Gattung der Ideen entstehen, sondern sie bleiben reine Empfindungen.

So oft ich hier der äußren Empfindungen schlechthin Erwähnung thun werde, so oft verstehe ich allemal diejenigen darunter, welche im eigentlichen Verstande es sind; das ist, die reinen. Von diesen reinen Empfindungen und Gefühlen, mögen wir nun zu gleicher Zeit und auf einmal noch so viele, und

noch

noch so verschiedene haben, so läßt sich doch weder in ihnen selbst noch in ihrer Verknüpfung eine Ursache finden, warum sie dadurch aufhören sollten, äußre Empfindungen zu seyn, oder warum sie sodann in eine Gattung andrer Ideen, entweder ganz oder zum Theil übergehen sollten. Man nehme einmal an, daß Jemand kein andres Vermögen hätte, als allein das Vermögen zu äußren Empfindungen zu gelangen. Würden auf diesen Fall nicht alle seine äußre Empfindungen, und wenn ihrer auch noch so viel auf einmal in ihm vereiniget wären, nicht demungeachtet immerdar äußre Empfindungen bleiben?

Die Voraussetzung eines Subjekts, das bloß auf die Fähigkeit äußrer Empfindungen eingeschränkt ist, und das folglich kein Vermögen hat, Vergleichungen anzustellen, zu unterscheiden und zu urtheilen, giebt einen au-

gen-

genscheinlichen Begriff, von was für Beschaffenheiten die äußren Empfindungen vor sich allein genommen, seyn müssen, wenn keine andre Vermögenheiten der Seele, einen Einfluß darauf haben, und wenn sie folglich mit keiner andren Gattung der Ideen vermischt sind. Im Grunde ist auch diese Voraussetzung demjenigen, was in der Natur wurklich angetroffen wird, im geringsten nicht zuwider, indem die äußren Empfindungen in allen Menschen anfänglich, wenn ihr Empfindungsvermögen nur noch allein wirksam ist, eben so beschaffen seyn, und diese Beschaffenheit auch noch so lange behalten müssen, bis erst die Seele, mit ihren übrigen Kräften, diese Grundlage aller unserer Erkenntniß zu bearbeiten anfängt.

Man mag sich aber auch die Sache vorstellen, auf was für eine Art man will, so ist es doch leicht einzusehen, daß allein in der gleichzeitigen Verbindung mehrerer äußerer Empfindungen, kein Grund gefunden werden könne, warum dieselben ihre ursprüngliche Beschaffenheit verlieren, und aufhören sollten, reine äußre Empfindungen zu seyn. Sie können also auch in ihrem Inbegriff nichts weiter enthalten, als allein solche Gewahrnehmungen, die unmittelbar und allein durch Verändrungen der gröbren Organisation erzeugt sind. Es kann folglich allein durch die Verbindung gleichzeitiger äußrer Empfindungen, keine neue Gattung der Ideen entstehen.

§. 82.

Alle gleichzeitige, äußre Empfindungen zusammen genommen, müssen in einem Subjekte, das keine andre Gattung der Ideen haben kann, nur eine einzige Empfindung ausmachen, worin dasselbe keinen Unterschied wahrnimmt.

Wenn Jemand entweder gar nicht, oder doch gegenwärtig noch nicht, ein andres Vermögen

gen besitzt, als allein das Vermögen äußrer Empfindungen, so kann er keine andre Ideen haben, als allein solche, die durch die Verändrungen seiner gröbern Organisation unmittelbar veranlaßt worden. Man lasse demselben, durch den Dienst seiner Sinne und Gefühle, so viel Empfindungen auf einmal erlangen, als man will, so wird er doch die einzelnen Empfindungen, woraus das Ganze besteht, und wären sie auch an sich selbst noch so verschieden, nicht von einander unterscheiden, und eine von der andren absondern können. Alle zusammen müssen ihm also als ein Ganzes erscheinen, und als eine Empfindung von ihm wahrgenommen werden. Wollte man das Gegentheil behaupten, so müßte angenommen werden, daß ein solches Subjekt, um zur Unterscheidung seiner Empfindungen zu gelangen, solche einzeln mit einander vergleichen könnte; das ist, er müßte eine einzelne Empfindung aus dem Ganzen her=

herausnehmen, sie nach und nach gegen alle übrige halten, und so den Unterschied wahrnehmen. Dieses setzt aber schon ein Vermögen seiner Seele voraus, welches nicht bloß das Vermögen äußrer Empfindungen ist, und die Idee des Unterschiedes ist gleichfalls keine äußre Empfindung mehr, denn sie folgt nicht allein und unmittelbar aus der Wirksamkeit der gröbren Organisation. Es streitet also die Handlung der Unterscheidung, und die Idee des Unterschiedes, mit meiner Voraussetzung.

Wenn nun unter diesen Umständen, in dem Inbegriff gleichzeitiger äußrer Empfindungen, keine von der andren unterschieden werden kann, so ist es nothwendig, daß sie alle zusammen als ein Ganzes wahrgenommen werden, oder sich alle zu einem einzigen Bilde vereinigen müssen. Indessen ist, wie schon erinnert, hieraus nicht die Folge zu ziehen, daß kein Unter-

schied

schied in den gleichzeitigen Empfindungen eines solchen Subjekts anzutreffen sey. Denn einerley Empfindungen, müssen so wohl in einem Subjekte, das die Fähigkeit zu unterscheiden hat, als in einem solchen, das diese Fähigkeit nicht hat, einerley Beschaffenheiten haben, und eben dieselben unmittelbaren Wirkungen hervorbringen.

Es liegt also in dem Vermögen äußerlich zu empfinden, und in dem Inbegriff mehrerer gleichzeitiger äußrer Empfindungen, kein nothwendiger Grund zur Unterscheidung der einzelnen Empfindungen, diese machen vielmehr nur eine einzelne Empfindung zusammen aus.

§. 83.

Wenn gleich die äußren Empfindungen in ihrer gleichzeitigen Verbindung, bloß äußre Empfindungen bleiben, so leiden sie doch andre Veränderungen dadurch; und woher solche überhaupt begreiflich sind.

Wenn mehrere äußre Empfindungen zu gleicher Zeit mit einander vereiniget, und in ein

Bild gebracht werden, so läßt sich schon zum voraus einsehen, daß die Beschaffenheiten und die innren Gegenstände der einzelnen Empfindungen, eine solche Verändrung leiden müssen, daß sie zusammen genommen fähig werden, ein Ganzes auszumachen. Es könnte seyn, daß die Empfindung eines Sinnes der Empfindung eines andren widerspräche, oder daß der eine Sinn den Gegenstand so, der andre wieder anders vorstellte. Sollen nun alle zu einer einzelnen Empfindung sich vereinigen, so müssen die Empfindungen verschiedener Sinne, sich ihre Beschaffenheiten nach gewissen Verhältnissen untereinander mittheilen; dadurch wird dann nothwendig auch die zusammengesetzte Empfindung im Ganzen, Beschaffenheiten annehmen müssen, welche in den einzelnen vor sich allein genommen, nicht anzutreffen waren.

Ich werde also hier, jedoch nur überhaupt untersuchen, was das für Beschaffenheiten sind, welche die Empfindungen sich einander mittheilen, und wie solches überhaupt zugeht.

Das erste, was ich überhaupt anmerke, besteht darin, daß die Verändrungen, welche auf diese Art in den Empfindungen entstehen, dieselben niemals in eine andre Gattung der Ideen verändren können. Sind alle einzelne Empfindungen rein, so muß das Ganze auch eine reine Empfindung seyn, und in den Beschaffenheiten, welche die ganze Empfindung durch Vereinigung der einzelnen bekommen hat, kann nichts anders zu finden seyn, als das, was bloß durch die in diesem Falle veränderte Wirksamkeit der Nerven unmittelbar hervorgebracht worden. Die Entscheidung der Frage aber, wie durch Vereinigung mehrerer äußerer Empfindungen, die Wirksamkeit der Nerven eine

Verändrung leiden könne, beruht überhaupt auf folgender Vorstellung der Sache. Ich habe im ersten Theile schon gezeigt, daß der Zusammenhang in den Nerven der feinren Organisation, auf eine fast unbegreiflich vielfache Art und Weise, geknüpft und angeordnet sey, und daß vermittelst dieser Organisation, der Seele alles das, was in Ansehung der fünf Sinne so wohl, als auch der Gefühle, für Veränderungen vorgehen, dargestellt werde. Nun ist es sehr natürlich, daß, wenn verschiedene Theile dieser Organisation, durch Empfindungen des Fühlens, des Gesichts, des Gehörs, u. s. w. zugleich in Wirksamkeit gesetzt werden, ihre Wirkung im Ganzen genommen, eben um des genauen Zusammenhangs willen, welcher zwischen diesen feinren Nerven besteht, und um der nothwendig daher entstehenden Gegenwirkungen willen, eine ganz andre Beschaffenheit erlangen müsse, als sie sonst würde gehabt hakt haben, wenn nur eine, oder nur einerley Art der Empfindungen, sie allein in Wirksamkeit gesetzt hätte.

Die Verschiedenheit der Wirkungsarten, worin auf diese Weise, viele von den feinren Nerven zugleich gesetzt werden, muß nothwendig verursachen, daß eine jede einzelne Wirkungsart, eine gewisse Verändrung erleidet, die um so größer seyn wird, je schwächer sie an sich selbst ist, und je stärker neben ihr andre Wirkungsarten mitwirken. Auf diese Weise müssen nothwendig gewisse neue Verhältnisse zwischen den gleichzeitigen Wirkungsarten der Nerven entstehen, welche vorher, und so lange eine jedwede derselben noch allein herrschte, nicht anzutreffen gewesen.

Auf diese Art scheint es mir begreiflich zu seyn, daß auch die Wirksamkeit der feinren Organisation, wenn sie von verschiedenen Empfindungen zugleich Eindrücke empfängt, anders beschaffen seyn müsse, als sie sonst ist, wenn nur durch einen Sinn ihre Wirksamkeit einförmig erregt wird. Eine natürliche Folge davon ist es, daß die Gewahrnehmungen in der Seele, wenn mehrere Arten der Empfindungen vereiniget sind, überhaupt von anderer Beschaffenheit seyn müssen, als sie seyn würden, wenn jedwede Art der Empfindung einzeln ihr vorgestellt würde.

§. 84.

Was es für Beschaffenheiten sind, welche die äußren Empfindungen sich einander in ihrer gleichzeitigen Vereinigung mittheilen, und wie sie dadurch verändert werden.

In den äußren Empfindungen, welche nur ein einziger Sinn, oder nur ein Gefühl, uns von einem gewissen Gegenstande giebt, sind bey weitem nicht alle uns empfindbare Beschaffenheiten desselben bestimmt, und es bleiben noch immer viele davon, entweder ganz und gar, oder doch in gewisser Absicht, unbestimmt, viel andre hingegen, werden zwar gewis-

gewisser Maaßen bestimmt, durch einen andren Sinn aber werden sie wiederum auf eine andre Art bestimmt. In beyden Fällen, leiden die einzelnen Empfindungen, welche von einem und eben demselben Gegenstande durch mehrere Sinne und Gefühle zu gleicher Zeit in uns erzeugt werden, bey ihrer Vereinigung mit einander, nothwendig eine Verändrung; und es muß die daraus zusammengesetzte ganze Empfindung, Beschaffenheiten annehmen, welche in den einzelnen Empfindungen vor sich genommen, nicht anzutreffen waren. Es werden nämlich die in dem Inhalt der einen Gattung äußerer Empfindungen, unbestimmt gebliebene Beschaffenheiten eines Gegenstandes, durch die andre mitwirkende Gattung der Empfindungen nunmehr, bestimmt, andre Beschaffenheiten aber werden dadurch verändert und modificirt.

Es wäre wider meine Absicht, mich bey der Erklärung der besondren Verändrungen, die auf solche Art in den einzelnen Gattungen der Empfindungen eines jedweden Sinnes und Gefühls entstehen, hier aufzuhalten. Mir ist es genug, die Quellen davon überhaupt angezeigt zu haben.

Ein Beyspiel wird das, was ich gesagt habe, erläutern: In den reinen Empfindungen welche uns das Gesicht verschaft, wird nicht bestimmt, ob das Bild, das wir sehen, von außen her in uns verursacht werde, und ob also davon ein wirklicher Gegenstand außer uns vorhanden sey. In diesem Zustande sind wir, wenn wir zum ersten Male die Augen öfnen. So bald wir aber unsre Augen auf und zu gemacht, oder auch nur mit der Hand bedeckt haben, so enthält die Vereinigung der Gewahrnehmung sichtbarer Gegenstände mit dem Aufthun der Augen, und der Abwesenheit solcher Gewahrnehmung mit dem Zumachen der Augen, schon den ersten Grund in sich, warum wir sichtbare Ge-

Gegenstände dergestalt sehen, als wenn ihr Bild von außen her in uns veranlaßt würde, und sie selbst außer uns vorhanden wären. Weil aber in diesen Gewahrnehmungen noch keine Idee von dem wahren Abstande der Gegenstände enthalten seyn kann, so werden uns die Bilder der Gegenstände zuerst auf unsre Augen da zu liegen, vorkommen müssen, wo wir unsre zu berühren gewohnt sind. Dieses ist die erste Verändrung der Empfindungen des Gesichts, worin doch der Abstand der sichtbaren Gegenstände von uns, noch unbestimmt ist. Man führe uns darauf aber zu den Gegenständen selbst hin, man lasse sie uns mit unsren Händen betasten, so werden sich auch durch dieses Fühlen, noch die Ideen so wohl von der fühlbaren Wirklichkeit der sichtbaren Gegenstände, als auch von der sichtbaren Verschiedenheit des Lichts und Schattens, in Beziehung auf die Vertiefungen und Erhabenheiten, oder den Abstand der Gegenstände, mit den übrigen Empfindungen des Gesichts vereinigen, und wir werden nunmehr, die Gegenstände nicht allein als wirklich außer uns zu sehen glauben, sondern wir werden auch die Empfindungen ihres Abstandes, ihrer Vertiefungen und Erhabenheiten, dem Gesicht zuschreiben, die wir doch allein den Empfindungen des Fühlens zu verdanken gehabt haben. Gleichmäßige Verändrungen entstehen auch, wenn verschiedene Gefühle, entweder unter einander, oder mit äußren Empfindungen insonderheit, zu gleicher Zeit vereiniget werden.

§. 85.

Nach was für Verhältnisse sich die äußren Empfindungen, ihre Beschaffenheiten einander mittheilen.

Es ist von selbst klar, daß alles, was ich vorher gesagt habe, eigentlich nur von den äußren Empfindungen von außen, das ist, von solchen Empfindungen verstanden werden kann, welche

welche durch den Eindruck eines äußren wirklichen Gegenstandes auf unsre Nerven veranlaßt werden. Nicht aber auch durchgängig alle diese Empfindungen werden in der Vereinigung mit andren verändert; nicht alle theilen von ihren Beschaffenheiten den übrigen mit ihnen vereinigten etwas mit, und nicht alle nehmen Theil daran.

Ich habe vorher (§. 83.) gesagt, daß die vereinigte Empfindungen verschiedener Sinne, sich einander ihre Beschaffenheiten nach gewissen Verhältnissen mittheilen. Hier muß ich diese Verhältnisse näher bestimmen.

Wenn wir zu gleicher Zeit verschiedene Gattungen äußerer Empfindungen von einem Gegenstande haben, so werden wir allemal bemerken, daß die eine Gattung davon immer mehr, als die andre, den Schauplatz der Seele einnimmt, und eigentlich die Hauptidee von solchem Gegenstande giebt, dahingegen die andren Gattungen alsdann nur dazu dienen, der Hauptidee mehrere Bestimmungen zu geben, und den Schauplatz der Seele gleichsam ausmalen zu helfen. Da solchergestalt die erstren, in einer jedweden gegenwärtigen ganzen Empfindung, so zu sagen, die Grundlage ausmachen, worauf sich die übrigen alle beziehen, so ist es auch natürlich und klar, daß sie diejenigen Empfindungen seyn müssen, welche die meisten Verändrungen erleiden. In dem Verhältnisse nun, wie die Empfindungen der äußren Sinne und Gefühle, wenn ein Gegenstand durch mehrere von ihnen vereiniget, der Seele vorgestellt wird, mehr oder weniger fähig sind, die Hauptempfindung, oder die Grundlage derselben auszumachen, in eben dem Verhältnisse, ist eine gewisse Gattung von Empfindungen, in Vereinigung mit andren, mehreren oder wenigern Verändrungen unterworfen.

Unter

Unter den Empfindungen der fünf Sinne, nehmen die Gesichtsempfindungen allemal den Schauplatz der Seele ein, und machen die Grundlage des Bildes aus, das durch Vereinigung mit andren Empfindungen der Seele vorgestellt wird. Wenn kleine Empfindungen des Gesichts in einer solchen Vereinigung mit vorhanden sind, oder wenn Jemand blindgeboren ist, dann treten die Empfindungen des Gehörs an ihre Stelle, und nehmen den Schauplatz der Seele ein.

Es ist an sich schon begreiflich, daß diejenigen Empfindungen, welche die meisten Veränderungen erleiden, und also von den Beschaffenheiten der übrigen mit ihnen vereinigten das meiste annehmen, in dieser Absicht von Natur allemal schwächer seyn müssen, als die sind, welche solche Verändrungen in ihnen verursachen. Denn man stelle sich vor, daß unsre Nerven zu gleicher Zeit, auf mehr als einerley Art und Weise, in Wirksamkeit gesetzt werden.

Das

Das geschieht aber allemal, wenn mehrere Sinne auf einmal wirken. Trift es sich nun, daß diese verschiedene Arten der Wirksamkeit, zu gewissem Betracht sich einander entgegen gesetzt sind, so werden solche Arten zu wirken, nicht allein sich einander näher bestimmen, sondern es wird die schwächere der stärkern nachgeben, und sich derselben gemäß etwas verändren müssen. Die Stärke der Empfindungen, und der Wirksamkeit der Nerven, wovon hier die Rede ist, muß nicht mit derjenigen verwechselt werden, welche von der Stärke des Eindrucks, den die äußren Gegenstände verursachen, herrührt, sondern es ist diejenige überwiegende Stärke der Empfindungen eines Sinnes vor dem andren, davon der Grund allein in der Art und Weise liegt, wie die Nerven eines jedweden Sinnes, seiner Natur gemäß, sich wirksam beweisen. Eine andre Art zu wirken haben die Nerven, bey den Empfindungen

des

des Fühlens, und eine andre Art, bey den Empfindungen des Gesichts. In dem ersten Fall, werden die Nerven weit körperlicher berührt, als in dem andren, daher muß auch ihre Art zu wirken stärker seyn, als die Art der Wirksamkeit, welche die Sehnerven besitzen. Eine jedwede Gattung der Nerven hat zwar ihre eigene Grade der Stärke, womit sie nach Verschiedenheit der Umstände wirkt, und davon in gewissem Betracht die Stärke der Empfindungen, die sie hervorbringt, abhängt; allein die stärkste Gesichtsempfindung, gleicht in dieser Absicht an Stärke, noch nicht der schwächsten Empfindung des Fühlens.

Es ist daher nicht zu verwundern, daß die Empfindungen des Gesichts, welche nur eine einfache Wirksamkeit voraussetzen, und nur eine einfache Gewahrnehmung geben, den Empfindungen des Fühlens nachgeben müssen, welche

durch

durch eine zwiefache Wirkung der Nerven hervorgebracht werden, und welche Wirkung noch dazu in weit körperlichern Ursachen ihren Grund hat, als diejenigen Ursachen sind, wodurch die Sehnerven in Wirksamkeit gerathen.

Hieraus ist es, wie mir deucht, begreiflich, daß die Empfindungen des Gesichts, die sichtbaren Gegenstände, der Seele so darstellen müssen, als die Empfindungen des Fühlens sie dargestellt wissen wollen.

Die allerwichtigsten Beschaffenheiten aber werden allen unsren Empfindungen, von den Gefühlen mitgetheilt. Diese übertreffen an Stärke, die Empfindungen des Fühlens noch sehr weit, wie ich in der Folge zeigen werde.

Neunte Abtheilung.

Von den Veränderungen, welche in den reinen äußren Empfindungen überhaupt, bloß durch den Einfluß der vorhergegangenen, verursacht werden.

§. 86.

Vorhergegangene äußre Empfindungen, sind mit den gegenwärtigen, oder gegenwärtige sind mit den künftigen Empfindungen verknüpft.

Wenn die äußren Gegenstände nur während einer kurzen Zeit, unsre Sinne und Gefühle in Bewegung gesetzt, und wir empfunden und gefühlt haben, so muß unsre ganze feinre Organisation schon auf verschiedene Art und Weise wirksam gewesen seyn. Da nun alles, was äußre Empfindung heißt, in weiter nichts besteht, als in Wirkungen der feinren

Organisation, die durch die gröbre hervorgebracht werden, so kann es nicht anders seyn, als daß fast alle nachfolgende äußre Empfindungen immer etwas Aehnliches mit den vorhergehenden haben müssen, das ist, die nachfolgenden Wirksamkeiten der feinren Organisation, werden entweder in der Art oder in der Weise, oder in beyden etwas haben, das mit den vorhergegangenen einerley seyn wird. Einerley Wirksamkeit der feinren Organisation, muß auch einerley Gewahrnehmung in uns veranlassen, also müssen in den folgenden Empfindungen die vorhergegangenen entweder ganz, oder zum Theil wieder anzutreffen seyn. Dieß ist die erste Art, wie überhaupt vergangene Empfindungen mit den gegenwärtigen vereiniget sind.

Weiter erinnere man sich, an die ungemein vielfältige Verbindungen, die, wie ich oben (§. 19.) gezeigt habe, zwischen den Ner-

ven

ven der feinren Organisation auf alle nur erdenkliche Weise seyn müssen, und erwäge dabey die sehr große Leichtigkeit, womit sie in Wirksamkeit gebracht werden können; so wird es sehr wahrscheinlich, daß bey aller Gelegenheit, wo vermöge gegenwärtiger Empfindungen, einige Nerven der feinren Organisation in Wirksamkeit gesetzt werden, auch zugleich noch viel andre Nerven, welche mit jenen näher oder entfernter verbunden sind, und bey vorhergegangenen Empfindungen mitgewirkt haben, auch gegenwärtig stärker oder schwächer wieder in Wirksamkeit kommen müssen. Es können also durch eine gegenwärtige Empfindung auch andre vorhergegangene, vermöge des Zusammenhanges der Nerven, wieder erregt werden, wenn sie gleich mit der gegenwärtigen vorher niemals vereiniget gewesen sind.

Drittens ist es auch wahrscheinlich, daß mehrere Nerven, wenn sie zugleich oder nach einander wirksam gewesen sind, dadurch dergestalt mit einander in Verbindung gerathen, daß, wenn einige von ihnen, in einer nachfolgenden Empfindung wiederum wirksam werden, auch die übrigen zugleich, auf eine nähere oder entferntere Art, in Wirksamkeit kommen, und auch auf diese Weise, ein Theil der vormaligen Empfindungen in eine gegenwärtige sich einmischen kann.

Es kann also, erstlich, etwas von einer vormaligen Empfindung in einer gegenwärtigen, bloß an sich betrachtet, als ein wirkliches Theil davon enthalten seyn. Zweytens kann auch etwas von einer vormaligen Empfindung durch eine gegenwärtige, vermöge der Verbindungsnerven, nebenbey erregt werden, ohne daß es nothwendig ist, daß beyde ehemals mit einander verknüpft gewesen. Drittens muß auch mit einer gegenwärtigen Empfindung allemal etwas von denen Empfindungen wieder rege ge-

gemacht werden, welche vorher entweder gleichzeitig oder nach einander folgend mit ihr verknüpft gewesen sind. Und endlich, viertens, muß auch mit einer gegenwärtigen Empfindung allemal vieles von demjenigen wieder hervorgebracht werden, was andre vormalige Empfindungen Aehnliches mit ihr gehabt haben. Denn die Aehnlichkeit der Empfindungen entsteht aus der Aehnlichkeit so wohl der Art als der Weise der Wirksamkeit der Nerven, und es muß darum in einer jedweden gegenwärtigen Empfindung, das alles liegen, was andre vorhergegangene Empfindungen mit ihr Aehnliches gehabt haben. Der Grund von dieser Beschaffenheit unsrer Empfindungen, liegt in der oben angezeigten Beschaffenheit und dem Zusammenhang unsrer Nerven. Denn auch ohne unsren Vorsatz, und ohne unser Zuthun haben unsre Empfindungen alle diese Eigenschaften.

Alle Verändrungen in den Beschaffenheiten einer gegenwärtigen Empfindung, welche bloß durch die mit erregte vormalige Empfindungen verursacht werden, machen zusammen den ganzen Einfluß aus, den diese auf jene haben.

§. 87.

Worin eigentlich das besteht, was von einer vormaligen Empfindung, mit der gegenwärtigen vereiniget seyn kann.

Die Erfahrung lehrt, daß, wenn bey Gelegenheit einer gegenwärtigen Empfindung, eine vormalige, es sey mit, oder ohne unsren Willen, in uns wieder rege gemacht und erweckt wird, wir sodann nicht die wirkliche vormalige Empfindung, sondern nur die Idee davon haben. So oft wir an einen Ort kommen, oder in eine Stellung gerathen, wo, oder worin wir schon gewesen sind, so fallen uns ganz von sich selbst viele der vormaligen Umstände wieder ein. Es fällt uns ein, was wir damals gesehen,

hen, gehört, und gefühlt haben. Wir sehen und wir hören aber das niemals wirklich wieder, was uns nur einfällt, oder wir haben niemals davon eine wirkliche Empfindung und ein wahres äußres Gefühl, sondern es bleibt bey einer bloßen Idee. Der Grund davon ist dieser: In einer gegenwärtigen äußren Empfindung, werden die Nerven der feinren Organisation, durch die Nerven der gröbren, welche den Eindruck empfangen haben, in Wirksamkeit gebracht, die Nebenideen einer solchen Empfindung aber werden bloß durch solche Nerven hervorgebracht, deren gegenwärtige Wirksamkeit ihren Grund allein in dem Zusammenhang der Nerven hat. Da nun mit den Nerven, welche die Nebenidee hervorbringen, nicht zugleich die Nerven der gröbren Organisation, so wie ehemals, mitwirken, so kann auch nicht, so wie ehemals, die Empfindung selbst entstehen, sondern es wird weiter nichts, als die

Idee davon erfolgen. In so weit nun die bloß durch den Zusammenhang der Nerven veranlaßte Wirkungen, eben dieselben sind, die sie vormals waren, als sie in einer äußren Empfindung, von der gröbren Organisation erzeugt wurden, in so fern müssen sie auch die Ideen der vormaligen wirklichen Empfindung, wiederum in der Seele veranlassen. Zu einer wirklichen äußren Empfindung gehört nothwendig die Mitwirkung der gröbren Organisation; die *alleinigen* Wirkungen der feinren aber geben nichts als bloße Ideen (§. 23.).

Mit den Nerven unsrer sinnlichen Werkzeuge und äußren Gefühle, oder mit der gröbren Organisation hat es, zu unsrem Glück, nicht eben die Bewandniß, die es mit der feinren Organisation hat. In unsren gröbren Nerven ist der Zusammenhang nicht von der Art, daß mit einem gegenwärtigen Eindruck, auch zugleich diejenigen Nerven in Wirksamkeit gerathen sollten, die mit den izt betroffenen Nerven in Verbindung stehen, oder vormals zu einer Empfindung vereiniget gewesen sind; wir würden sonst keine wirkliche Empfindung, von einer bloßen Idee zu unterscheiden im Stande seyn. Die gröbre sinnliche Organisation kann natürlicher Weise nie anders als durch die Wirkung äußrer Gegenstände in Wirksamkeit gesetzt werden.

§. 88.

Die Empfindungsideen von vorhergegangenen äußren Empfindungen, bleiben auch in Vereinigung mit gegenwärtigen Empfindungen rein, und machen, an sich betrachtet, mit denselben zusammen, nur eine Empfindung aus.

Wenn wir die Empfindungsideen von äußren Empfindungen, in ihrer ersten Entstehung betrachten, so kann und darf darin nichts weiter enthalten seyn, als bloß die Gewahrnehmung dessen, was allein durch die feinre Organisation, als sie vormals von der gröbren in Wirksamkeit gesetzt wurde, der Seele unmittelbar vorgestellt wird. In den wirklichen Empfindungen sind beyde Organisationen zugleich wirksam, und zwar dergestalt, daß in den Wirkungen der feinren nicht mehr enthalten seyn muß, als was allein von der gröbren gewirkt wird. Wird nun die feinre Organisation, nicht durch die gröbre, sondern durch eine andre Veranlassung in Wirksamkeit gesetzt, und diese Wirksamkeit ist eben dieselbe, in welche sie ehemals von der gröbren Organisation gesetzt wurde, so muß nothwendig die Idee der vormaligen Empfindung wieder erweckt werden. Die Veranlassung welche der feinren Organisation zu Hervorbringung einer Empfindungsidee gegeben wird, mag nun überhaupt herkommen woher sie will, so läßt sich doch auf keiner Seite ein Grund absehen, warum in solcher Idee itzt ein mehreres enthalten seyn sollte, als was vorher in ihr, da sie zu einer wirklichen äußren Empfindung

dung gehörte, enthalten gewesen ist. Mit einem Worte, war die vormalige Empfindung rein, das ist, mischte sich in die Gewahrnehmung, welche die Seele davon hatte, nichts weiter, als was allein eine unmittelbare Folge der äußren Empfindung selbst war, so muß es auch die Empfindungsidee bleiben. Nun mögen noch so viel solcher Empfindungsideen, bey Gelegenheit einer gegenwärtigen Empfindung durch den Zusammenhang der Nerven wieder erweckt werden, so kann doch weder die gegenwärtige äußre Empfindung an sich, noch die damit vereinigten Empfindungsideen, noch auch das Ganze zusammen genommen aufhören, eine reine Empfindung zu seyn. Es liegt also weder in diesen Ideen, noch in ihrer Vereinigung mit gegenwärtigen äußren Empfindungen ein Grund, warum sich in ihrem Inhalte etwas andres einmischen oder darin angetroffen werden

den sollte, als was allein in den reinen äußren Empfindungen anzutreffen gewesen war.

Wenn indessen schon die reinen Empfindungen eines einzelnen Sinnes oder Gefühls, durch gleichzeitige Verknüpfung mit Empfindungen andrer Sinne, eine Verändrung erlitten haben (§. 85.), so behalten auch die Ideen davon, wenn sie wieder erweckt werden, eben diese Verändrungen, sie mögen allein, oder mit andren Empfindungen vereiniget seyn.

In einem Subjekte, welches nur allein das Vermögen besitzt äußre Empfindungen zu haben, das aber dabey doch mit einer feinren Organisation versehen ist, können gleichfalls Empfindungsideen bey Gelegenheit wirklicher Empfindungen entstehen, weil dazu weiter nichts als ein Zusammenhang in den Nerven der feinren Organisation erforderlich ist. Ein solches Subjekt aber wird niemals im Stande seyn, einen Unterschied zwischen den wirklichen

Empfindungen, und den damit vereinigten Empfindungsideen zu machen (§. 42.). Die auf einmal in ihm hervorgebrachte Empfindungen und die Nebenideen, müssen ihm als ein einziges Bild erscheinen, und seine wirkliche Empfindung wird so seyn, als wenn alle Nebenideen, Theile der gegenwärtigen Empfindung wären.

§. 89.

Die Unterscheidung des Gegenwärtigen vom Vergangenen und Zukünftigen, ist keine nothwendige Folge von der Vereinigung der gegenwärtigen Empfindung mit andren Empfindungsideen.

Wenn eine gegenwärtige wirkliche Empfindung ganz oder zum Theil eine vormalige Empfindung gewesen ist, so werden viel Ideen von den vormals mit ihr vereiniget gewesenen Empfindungen, zugleich wieder erweckt. Diese Vereinigung kann auf dreyerley Art geschehen seyn. Einmal, können die Empfindungen, davon gegenwärtig nur die Ideen erweckt worden, mit der gegenwärtigen Empfindung, vormals zu glei-

gleicher Zeit wirklich gewesen seyn, oder sie können unmittelbar vorangegangen, oder unmittelbar auf sie gefolgt seyn. In allen dreyen Fällen erzeugt sich in den mitwirkenden Nerven der feinren Organisation ein so genauer Zusammenhang, daß die Wirksamkeit der einen allemal die Wirksamkeit der andren nach sich zieht (§. 19.).

Wenn mit einer gegenwärtigen wirklichen Empfindung, die Ideen von einer vormals auf sie gefolgten Empfindung erweckt werden, so ist die gegenwärtige Empfindung in so fern, eine Vorempfindung; und ist eben das was die Erwartung ähnlicher Fälle genennt zu werden pflegt. Unter den Ideen vergangener Empfindungen können also auch Vorempfindungen enthalten seyn, und in so weit kann die Idee des Zukünftigen, so wohl als des Vergangenen, durch gegenwärtige äußre Empfindungen erregt werden. Liegt nun aber in den ge-

gergenwärtigen Empfindungen allein, und in den damit vereinigten Empfindungsideen, kein Grund zur Unterscheidung des Vergangenen, so kann eben so wenig ein Grund zur Unterscheidung des Zukünftigen darin anzutreffen seyn; und ein Subjekt, das nur bloß äußre Empfindungen hätte, würde zu dieser Unterscheidung niemals gelangen können. Dasselbe würde das Vergangene so wohl als das Zukünftige, bloß in der gegenwärtigen wirklichen Empfindung mit empfinden, ohne so wenig von dem einen als von dem andren eine besondre Idee zu haben, oder sich machen zu können. Eben dieselbe gegenwärtige Wirksamkeit der feinren Organisation, welche durch Mitwirkung der gröbren, die itzige wirkliche Empfindung hervorbringt, bringt auch ohne diese Mitwirkung, durch den Zusammenhang der Nerven, die Ideen des Vergangenen so wohl als des Zukünftigen hervor; daher ist es nicht zu ver-

verwundern, daß ein solches Subjekt, diese Ideen als gegenwärtig empfindet. Indessen ist es doch ausgemacht, daß auch in einem solchen Subjekte, ein wahrer Unterschied zwischen den bloßen Empfindungsideen, und den Empfindungen selbst, nothwendig vorhanden seyn muß, weil sonst dasselbe alle vergangene Empfindungen als wirklich, und nicht bloß die Idee davon empfinden müßte. Hier war nicht die Frage, von dem wirklichen Unterschiede, sondern nur von der Idee und Erkenntniß desselben.

§. 90.

Wie durch Vereinigung der Ideen vormaliger Empfindungen mit den gegenwärtigen, eine Verändrung in den Gewahrnehmungen entstehen kann; und was für Empfindungen überhaupt daraus erzeugt werden.

Eben dieselben Ursachen, die in den vereinigten gleichzeitigen äußren Empfindungen eine Verändrung wirken, bringen auch bey Vereini-

gung

gung der Ideen vormaliger Empfindungen, mit gegenwärtigen wirklichen Empfindungen eine gewisse Verändrung hervor, und machen, daß die Empfindung selbst, eine andre Gewahrnehmung veranlassen muß, als sie würde veranlaßt haben, wenn die Empfindungsideen nicht mit ihr wären vereiniget gewesen. Denn auch die bloßen Empfindungsideen, werden durch eine gegenwärtige Wirksamkeit der feinren Organisation erzeugt, und diese Wirksamkeit muß in Vereinigung mit derjenigen, wodurch zugleich die gegenwärtige wirkliche Empfindung veranlaßt wird, nothwendig auf eine und die andre Seite, einige Verändrungen verursachen, wodurch die Gewahrnehmung selbst verhältnißmäßig verändert wird.

Diese auf solche Weise veränderten Empfindungen, machen eine besondre Gattung der äußren Empfindungen aus. Denn sie sind nicht bloß die gegenwärtige Empfindung, und auch nicht bloß die vormalige. In so fern nun eine gegenwärtige Empfindung, durch die Ideen einer vormaligen verändert worden ist, in so fern nenne ich sie, eine abgeleitete Empfindung; und in diesem Betracht ist die vormalige Empfindung, davon die Idee auf die gegenwärtige einen Einfluß hat, eine Grundempfindung, weil sie den Grund von dieser Veränderung enthält. Es giebt also überhaupt zweyerley Gattungen der veränderten reinen äußren Empfindungen; die zusammengesetzten, welche durch Vereinigung gleichzeitiger Empfindungen entstehen, und die abgeleiteten, welche aus der Vereinigung mehrerer auf einander folgender Empfindungen entspringen. Beyde Gattungen sind nothwendige Folgen der äußren Empfindungen, und einer Organisation wie die unsrige; und wenn dabey weiter nichts vorausgesetzt wird, als bloß äußre Empfindungen, und deren Vereinigung untereinander, so

blei=

bleiben sie auch reine äußre Empfindungen, die weiter nichts in sich enthalten, als was von der Wirksamkeit der Nerven eine unmittelbare Folge in der Seele ist, und auch daraus allein hinreichend erklärt werden kann.

§. 91.
Einige besondre Arten der abgeleiteten reinen äußren Empfindungen insonderheit.

So bald wir aus den ersten Kinderjahren heraustreten, so bald sind alle unsre äußre Empfindungen, wenn sie auch sonst an sich selbst rein geblieben seyn sollten, dennoch so wohl durch Zusammensetzung mit so viel andren Empfindungsideen, als auch durch den Einfluß so vieler vorhergehenden, so durchgängig verändert, daß wir vielleicht nicht eine einzelne Empfindung mehr haben und haben können, welche ihre ursprünglich erste Beschaffenheiten in aller Absicht beybehalten hätte. Die wichtigsten Verändrungen darin, werden durch die

Ableitung verursacht, das ist, durch Vereinigung mit Ideen von andren vorhergehenden Empfindungen. Fast kein Mensch auf der Welt hat mit dem andren einerley vorhergegangene Empfindungen gehabt, und noch weniger sie in gleicher Verbindung und gleicher Stärke empfunden. Diese Verschiedenheit muß nothwendig in den gegenwärtigen Empfindungen eines Jeden, wenn sie gleich von einerley Gegenständen herrühren, einen großen Unterschied verursachen; und es wäre sehr zu verwundern, wenn zwey Menschen über einerley Gegenstände ganz einerley dächten, und einerley Empfindungen dabey hätten, ungeachtet man sich gemeiniglich, aber mit Unrecht, über die Verschiedenheit der Gesinnungen, wenn die Sache einerley betrift, verwundert. Die Ordnung in der Vereinigung unsrer Empfindungen ist so wohl für unsren moralischen Charakter, als für unsre gesammte Erkenntniß, das wichtigste von

der

der Welt. Sie muß vornehmlich nach unsrem gegenwärtigen, und wahrscheinlich künftigen Zustand weislich bestimmt werden, und macht das wichtigste Kapitel in der Erziehungskunst aus.

Die Ableitungen der Empfindungen und ihre daher rührende Verändrungen und Verschiedenheiten in mehreren Menschen sind unzählig, und wer in diesen noch unbekannten Gegenden sie durch alle Krümmungen verfolgen wollte, würde ein großes und mühsames Werk unternehmen. Meine Absicht ist nicht, mich ins Einzelne einzulassen; ich bleibe hier nur bey den reinen äußren Empfindungen stehen, und will einige Arten solcher abgeleiteten Empfindungen angeben.

Alles, was bloß Wiederholung, Uebung, und Gewohnheit, in den äußren Empfindungen verändert, und berichtiget, haben wir allein der Mitwirkung der Empfindungsideen zu ver=

verdanken. Ich habe schon gesagt, daß die Empfindungen des Gesichts, weil sie den Schauplatz der Seele einnehmen und die schwächsten sind, auch die meisten Verändrungen leiden müssen. Die Grundempfindungen des Gesichts sind die reinen im strengsten Verstande. Die nachfolgenden aber werden immer durch die mit entstehenden Ideen von andern vorhergegangenen Empfindungen verändert, verbessert, und berichtiget. Sind die Empfindungen des Gesichts einmal mit den Empfindungsideen des Fühlens vereiniget, so werden diese letzte allemal mit den ersten wieder erweckt, und sind davon nicht mehr abzusondern. Betrachten wir nun, nach dieser ersten Berichtigung der Empfindungen unsres Gesichts, ein Gemälde, worin Licht und Schatten nebst einer richtigen Perspektiv, der Natur gemäß beobachtet ist, so werden wir durch das Ansehn allein, nicht gleich auf das erste mal gewahr,

daß

daß die Figuren darin nur auf einer ebenen Fläche sich befinden, sondern wir werden sie, unsren vormaligen Empfindungen des Fühlens gemäß, als erhaben und vertieft betrachten. Aus dieser Ursache werden Kinder und Thiere, durch dergleichen richtige Abbildungen verführt, sie für wirkliche Gegenstände zu halten. Wenn wir aber wiederum durch Hülfe des Fühlens, unsre Empfindungen des Gesichts, in diesem Stücke von neuem berichtiget haben, so können wir in künftigen Fällen, durch Mitwirkung diesen neuen Empfindungsideen, auch die fühlbaren Beschaffenheiten eines Gemäldes sehen, und werden dasselbe nicht leicht mit wirklichen Gegenständen, auch bloß der reinen äußren Empfindung nach, wieder verwechseln.

Eben so kann auch durch Fühlen und Sehen, den Empfindungen des Gehörs, die Empfindung der Gegend, von woher ein Schall kommt, ein=

verleibt werden; da sonst die reinen Empfindungen des Gehörs an sich, nicht einmal eine Gewahrnehmung von einer außer uns vorhandenen Verursachung geben. Die durch mitwirkende andre Empfindungsideen berichtigte Empfindung des Gehörs, setzt den Schall auf die Seite, von woher solcher den stärksten Eindruck macht. Daher kommt es, daß, wenn wir auf einem Ohre taub geworden, wir dennoch den Schall, wenn er gleich auf unsrer tauben Seite entstanden ist, anfänglich auf die andre Seite setzen, weil wir solchen von daher am stärksten hören. Eine kurze Uebung aber, berichtiget auch diese Art der Empfindungen, auf eben die vorgeschriebene Weise. Dergleichen Verändrungen unsrer Empfindungen, die wir durch Hülfe der fünf Sinne erlangen, entstehen in unzähliger Menge, und zwar allein durch Vereinigung gegenwärtiger Empfindungen mit den Ideen von vergangenen.

§. 92.

§. 92.
Einige Arten der abgeleiteten reinen äußren Gefühle.

Noch wichtiger sind die Veränderungen unsrer äußren Empfindungen, wenn von vorhergegangenen Gefühlen, sich die Ideen dabey mit einmischen; denn die äußren Gefühle und die Ideen davon vereinigen sich unter gleichen Umständen, eben so wie die äußren Empfindungen insonderheit, so wohl unter einander, als auch mit diesen letztren Arten der Empfindungen. Die verschiedenen Arten der Gefühle des Wohlseyns und Nichtwohlseyns, des Wohlgeschmacks und Uebelgeschmacks, und überhaupt alle Gefühle, sie mögen angenehm oder unangenehm seyn, können auf vielfältige Art und Weise, mit den Empfindungen der Sinne verbunden und vereiniget werden. Wenn also ein Gefühl, mit einer andren Empfindung, oder mit der Gewahrnehmung eines Gegenstandes, ent=

weder gleichzeitig oder nach einander folgend verbunden wird, so muß in der Folge, so bald diese Empfindung wieder entsteht, auch die Idee des vormaligen Gefühls sich wiederum mit einmischen, und diese Vereinigung wird eine solche Empfindung stark verändren. Die ganze Gewahrnehmung ist alsdann nicht mehr eine bloße Empfindung von einem der fünf Sinne, sondern sie wird auch gefühlsam oder hat etwas von einem Gefühle an sich. Diese Arten der Empfindungen, wenn sie von der Idee eines vormaligen angenehmen Gefühls begleitet werden, heißen überhaupt Neigungen zu einem Gegenstande; wenn aber die Idee eines unangenehmen Gefühls sie begleitet, so sind es Abneigungen von einem Gegenstande. Beyde Arten dieser Empfindungen, gehören zu den abgeleiteten, wovon die Grundempfindung dasjenige Gefühl ist, davon die wieder erweckte Idee, die itzige Empfindung

dung abändert. Obgleich gewisse Neigungen und Abneigungen unsrer Natur so nothwendig sind, daß sie niemals umgeändert werden können, so sind sie doch keine Grundempfindungen, sondern werden nach und nach erzeugt, und von irgend einem Gefühle abgeleitet. Sie sind daher auch wie ihre Grundgefühle, verschiedener Grade der Stärke fähig, und sind rein, wenn keine andre Ideen, als nur Empfindungsideen, sich dabey mit einmischen.

So wie Vorempfindungen erzeugt werden, (§. 89.) so werden auch Vorgefühle erzeugt. Wenn nun mit einer gegenwärtigen Empfindung ein Vorgefühl verknüpft ist, so entsteht, nach Beschaffenheit eines solchen Gefühls, entweder ein Verlangen, oder eine Angst. Bleibt die Wirklichkeit des Vorgefühls aus, so wird entweder Beruhigung oder Traurigkeit erzeugt. Alle diese Gefühle können an sich reine

äußre

äußre Empfindungen seyn, und in Subjekten statt finden, welche bloß auf äußre Empfindungen eingeschränkt sind. Die Neigungen so wohl, als die Abneigungen, werden gemeiniglich, wenn sie stark sind, von einem Gefühl der Unruhe begleitet. Dieses Nebengefühl läßt sich aus den äußren Empfindungen allein nicht erklären, sondern es muß eine gewisse Thätigkeit der Seele, welche durch Neigungen oder Abneigungen erweckt wird, hinzukommen. Weil es aber auch Neigungen giebt, die mit keiner fühlbaren Unruhe verknüpft sind, so habe ich derselben nur in so weit erwähnen wollen.

Zehnte Abtheilung.

Von dem Unterschiede der Gewahrnehmungen an sich, die durch äußre Empfindungen insonderheit, und die durch äußre Gefühle in uns veranlaßt werden.

§. 93.

Was überhaupt zu einer jedweden äußren Empfindung erfordert wird.

Zu einer jedweden äußren Empfindung, gehört die Wirkung oder der Eindruck eines in so fern außer unsren Organisationen befindlichen Gegenstandes auf die gröbre Organisation; sodann die Wirkung beyder Organisationen; und endlich die Gewahrnehmung, welche dadurch in der Seele veranlaßt wird. Das Wort, Wirkung, führt eine Zweydeutigkeit

mit

mit sich; denn erstlich heißt es die Handlung des Wirkens, und zweytens, bedeutet es auch oft, das was gewirkt worden ist, oder die Folge der Handlung, den Effekt. Darum habe ich das Vermögen zu wirken, die *Wirksamkeit*, die Handlung des Wirkens aber, so oft Zweydeutigkeit zu besorgen war, die thätige *Wirksamkeit*, und nur die Folge der Wirksamkeit, oder den Effekt davon, eine *Wirkung* genennt. Hiernach kann man sagen, die Wirkung der gröbren Organisation, besteht in der thätigen Wirksamkeit der feinren, und die Wirkung von dieser, ist eine Gewahrnehmung in der Seele. Die thätige Wirksamkeit der feinren Organisation, ist in allen Fällen allein das, was die Seele gewahr wird, oder das, was ihr vorgestellt wird, eine Vorstellung im eigentlichen Wortverstande, und eine materielle Idee. Die Gewahrnehmung aber in der Seele selbst, ist eine eigentliche Idee.

§. 94.

§. 94.

Von den Ideen, die wir vermittelst der fünf Sinne erlangen, überhaupt und an sich betrachtet.

Wenn wir von den äußren Empfindungen, welche die fünf Sinne uns geben, bloß die Ideen, die dadurch in uns veranlaßt werden, in Betrachtung ziehen, so finden wir, daß diese meistentheils eine Art von Bilde ausmachen, welches, wenn es gleich nicht immer mit Figuren angefüllt oder mit Farben ausgemalt ist, dennoch mancherley Verschiedenheiten in sich enthält, welche mit einander in einer gewissen Verbindung sich befinden. Von den Empfindungen des Gesichts, ist es vor sich klar, daß die Ideen, die sie veranlassen, lauter Bilder sind. Die Ideen, welche durchs Gehör in uns erregt werden, wenn die Worte, und ihre Bedeutung davon ausgenommen wird, lassen sich schon schwerer als ein Bild gedenken; nichtsdestoweniger aber können sie doch aus mehreren

außer

außer einander befindlichen Gewahrnehmungen, zwischen welchen eine gewisse Verbindung herrscht, bestehen. Ich glaube nicht, daß es wider den Sprachgebrauch ist, wenn man sagt, daß das Bild einer schönen Harmonie, die man gehört, Einem noch nicht aus dem Sinne sey, oder noch vorschwebe. Und diese Redensart giebt zu erkennen, daß auch Empfindungen des Gehörs als ein Bild vorgestellt werden können. Die Ideen, welche der Sinn des Fühlens verschaft, lassen sich leicht in ein Bild zusammenfassen, da sie an sich schon eine Idee von der Ausdehnung geben können. Es ist auch zu vermuthen, daß bey einem Blindgebornen, die Ideen des Fühlens, eine Art von Bilde ohne Farben ausmachen mögen. Die Empfindungen des Geruchs und Geschmacks, weichen in diesem Betracht, schon mehr von den Empfindungen der übrigen Sinne ab, und geben an sich nur solche Gewahrnehmungen, die sich nicht

nicht leicht als ein Bild zusammen vorstellen lassen.

Diejenigen Empfindungen, wovon die Gewahrnehmungen ein Bild in der Seele ausmachen, können bildliche oder schildernde Empfindungen genennt werden. Die Beschaffenheiten dieser beyden Arten der Empfindungsideen haben viel Verschiedenes, das bey der nähern Betrachtung derselben, leicht in die Augen fällt.

Ueberhaupt läßt sich noch bemerken, daß alle Empfindungen, die wir durch Hülfe der fünf Sinne erlangen, der Seele bloß eine Anzeige geben, daß Etwas außer uns da sey. Sie sind bloß Gewahrnehmungen von dem Daseyn andrer Dinge außer uns, und sie thun weiter nichts, als daß sie uns davon benachrichtigen.

§. 95.

Von den Ideen, die wir durch die äußren Gefühle erlangen.

Die Gewahrnehmungen, welche von den äußren Gefühlen in uns erzeugt werden, haben gar nichts Bildliches an sich; sie zeigen nicht das geringste Verschiedene, was als außer einander befindlich vorgestellt werden könnte, und sind schon in diesem Betracht von den meisten Empfindungen der fünf Sinne sehr verschieden. Sie sind auch nicht bloße Benachrichtigungen, daß außer uns etwas Andres vorhanden sey, und ihr Inhalt ist nicht, wie der Inhalt der Empfindungen, eine kalte Gewahrnehmung eines Gegenstandes außer uns.

Die Gefühle besitzen die merkwürdige Eigenschaft, daß sie unmittelbar uns selbst angehen; wir finden uns selbst dabey betroffen, und sie afficiren unmittelbar uns Selbst. Sie ziehen das gewahrnehmende Vermögen der

Seele,

Seele, von allen andren Gegenständen ab, und heften es allein auf sich. Die Seele ist nun nicht mehr Beobachterin, sondern sie tritt selbst ins Spiel, und nimmt innigst Theil. Diese Beschaffenheit der Gefühle, wodurch sich die Seele ihnen ganz mittheilt, ist die einzige Ursache, warum wir da überall Antheil nehmen, wo unser Gefühl rege gemacht wird, und warum wir uns mit allen aufs angelegentlichste beschäftigen, so bald nur unsre Gefühle damit in Verbindung stehen. Die Gefühle sind auch in aller Absicht die stärksten Empfindungen, (§. 85.) sie formen alle andre nach sich, und geben ihnen die Farbe, die sie selbst tragen.

Wenn man die Idee, welche von einem Gefühle in der Seele entsteht, recht fassen will, so muß man die Idee eines gegewärtigen wirklichen Gefühls, mit der nachherigen Idee davon, wenn das Gefühl selbst schon vergangen ist, vergleichen; und so wird man finden, daß eine solche Idee bloß die Gewahrnehmung des Resultats eines Gefühls ist. Dieses Resultat muß der Natur und den Verhältnissen der Nerven entweder gemäß seyn, oder nicht, und ist daher für den Menschen entweder angenehm, oder nicht. Das Resultat eines äußren Gefühls, wird von der feinren Organisation zur Seele gebracht, und ist nicht das Gefühl selbst, welches so wie in andren äußren Empfindungen allein in der Wirksamkeit der gröbren Organisation besteht, sondern ist bloß eine der Natur der Nerven angenehme, oder unangenehme Wirksamkeit.' Wenn die Idee eines Gefühls, ohne das wirkliche Gefühl selbst, wieder hervorgebracht wird, so ist die feinre Organisation allein wirksam, und die Seele hat abermals die Gewahrnehmung des Resultats von dem vormaligen Gefühl. Die Idee eines

Gefühls

Gefühls ist also etwas für die Nerven Angenehmes oder Unangenehmes, das uns selbst unmittelbar angeht; und um deßwillen nenne ich eine solche Idee, eine Rührung. Die Rührungen haben in Absicht ihrer Entstehung und Wiederhervorbringung mit den übrigen Empfindungsideen alles gemein.

Wenn es Geschöpfe geben könnte, die keine Gefühle, und Rührungen hätten, und zu ihrem Antheil nur bloß die kalte Gewahrnehmung bekommen hätten, welche durch die fünf Sinne ihnen verschaft wird, so würden sie höchstens nur spekulirende, aber unthätige Geschöpfe seyn. Wir sehen es schon an den Menschen, daß, wer gegen Vergnügen und Schmerz gleichgültig gesinnt ist, der ist gewiß ohne Thätigkeit; ihm ist an Nichts etwas gelegen, er taugt zu nichts, und hat in keiner Sache Verstand.

Die Gefühle und Rührungen, sind sich darin alle unter einander ähnlich, daß sie uns selbst unmittelbar betreffen, und in so weit muß das eine Gefühl immer das andre wieder hervorbringen, wenn sie gleich sonst an sich noch so verschieden seyn sollten. Die Wiederholung der Gefühle, oder die öftere Gewahrnehmung, daß diese Empfindungen uns unmittelbar selbst betreffen, bringen das Selbstgefühl hervor, welches zwar an sich kein abgesondertes wirkliches Gefühl ausmacht, jedoch aber in allen Gefühlen und Rührungen zugleich liegt. Ein Subjekt, das nur reine äußre Empfindungen und Gefühle hätte, würde so wenig das Selbstgefühl, als überhaupt ein Gefühl von dem andren, durch eine besondre Idee unterscheiden können, obgleich in seinen Gefühlen, die Unterschiede, die darin gemacht werden können, alle liegen müßten.

Ende des zweyten Theils.

Drit-

Dritter Theil.

Von der

Thätigkeit der Seele,

in so weit sie

bloß durch äußre Empfindungen

überhaupt wirksam werden

kann.

Erste Abtheilung.

Von der Thätigkeit überhaupt, und ihren Gattungen.

§. 96.

Was ist Thätigkeit, und kann davon ein weitrer Grund in der Seele selbst angegeben werden?

Ehe ich zur Untersuchung derjenigen Gewahrnehmungen übergehe, die nicht einzig und allein als unmittelbare Folgen unsrer äußren Empfindungen angesehen werden können, muß ich zuvor noch eine andre Grundbeschaffenheit unsrer

Seele vorhergehen lassen, und sie mit den äußren Empfindungen so in Verbindung bringen, als es von der Natur selbst, nach dem, was die Erfahrung lehrt, geschehen ist. Wir wissen es ungezweifelt, daß wir unsre Gliedmaßen und unsren Körper bewegen, oder ruhen lassen können. Wir sind es uns auch bewußt, daß eben das, was in uns Gewahrnehmungen hat, auch diese Bewegungen unsres Körpers wirkt und veranlaßt. Unsre Seele muß also unstreitig ein Vermögen haben, unsren Körper zu bewegen, und dieses Vermögen ist überhaupt, ihre Thätigkeit. Es versteht sich hiernach von selbst, daß diejenigen Bewegungen in unsrem Körper, die nicht von der Seele selbst ursprünglich herkommen, auch nicht hieher gehören; denn sie sind keine Folgen ihrer Thätigkeit, sondern haben andre Ursachen (§. 32).

Wenn

Wenn es Jemanden einfallen sollte zu fragen, woher der Seele ein solches Vermögen komme, und was der eigentliche Grund davon sey; so wäre das eben so viel, als wenn man fragte, woher es komme, daß die Seele ein Gewahrnehmungsvermögen besitze. Diese beyde Vermögen, das eine wie das andre, scheinen derselben im eigentlichsten Verstande wesentlich zu seyn; und ich zweifle, daß darauf eine genugthuende Antwort gegeben werden kann. Man hat zwar gesagt, die bewegende Kraft der Seele, sey die Gegenwirkung derselben, welche auf die Gewahrnehmung erfolge, und diese letzte habe man sich, gleichsam als einen Stoß vorzustellen, den die Seele, vermittelst der Nervenwirkungen, von den äußren Gegenständen empfienge. Allein wenn dieß auch in gewissem Verstande zugestanden werden kann, indem die Thätigkeit in einer sehr subtilen Reizbarkeit zu bestehen scheint, so

wird

wird doch dadurch nicht viel gewonnen, da auch bey dieser Erklärung, noch viel Dunkles übrig bleibt. Genug ist es, daß die Thätigkeit an sich betrachtet, weder eine Idee in der Seele ist, noch von irgend einer Art der Ideen etwas Aehnliches an sich hat, und daß wir, in allen Geschöpfen, wo wir etwas von einem Gewahrnehmungsvermögen entdecken, auch allemal einige sich darauf beziehende Thätigkeit finden. Die Thätigkeit ist der eigentliche Endzweck der ganzen Natur, und die Bestimmung aller ihrer Werke; und wenn dabey einigen Geschöpfen zugleich ein Gewahrnehmungsvermögen verliehen ist, so findet sich auch, daß derselben Thätigkeit auf sehr vielfache Art und Weise bestimmt werden kann; und dann ist die Gewahrnehmung der Reiz, der sie erweckt, und das Licht, das sie leitet. Wo die Thätigkeit ganz fehlt, da würde die Gewahrnehmung ohne Absicht und Endzweck seyn.

Beydes sind Eigenschaften der Seele, die nur einander in dem genauesten Verhältnisse stehen.

§. 97.

Wenn die Thätigkeit wirksam werden soll, so müssen Veranlassungen und Antriebe dazu vorhanden seyn.

So unerheblich die Frage ist, woher das Vermögen, thätig zu seyn, in der Seele entsteht, so wichtig ist es, nach den Ursachen zu forschen, wodurch solches Vermögen in Wirksamkeit gebracht werden kann. Wir werden nämlich bey einer geringen Aufmerksamkeit leicht gewahr, daß unsre Seele nicht schlechterdings immer thätig ist. Oder wenn wir dieser Erfahrung nicht sicher trauen wollen, so ist es doch wenigstens augenscheinlich gewiß, daß unsre Thätigkeit weder auf gleiche Art noch in gleichem Maaße, und auch nicht in allen Menschen auf einerley Weise sich wirksam erweiset. Und hievon müssen nothwendig hinlängliche Ursachen vorhanden seyn. Sollte unsre Seele nicht immer, sondern nur unter gewissen Umständen thätig seyn, so muß schlechterdings etwas vorher gehen, was unsre Thätigkeit erwecken kann. Wäre unsre Seele aber auch immer thätig, so ist sie es doch nicht immer auf einerley Art, und in gleicher Richtung; und dann müssen gleichfalls schlechterdings Ursachen vorhanden seyn, die gerade diese und keine andre Art der Thätigkeit erwecken, und solche eben so und nicht anders lenken oder bestimmen. Diese Ursachen, sie mögen nun seyn welche sie wollen, sind die Veranlaßungen und Antriebe unsrer Thätigkeit; durch sie wird dieselbe erweckt und rege gemacht; sie verschaffen ihr das Licht, das ihren Weg erleuchtet, und ihre Wirksamkeit grade in diese und in keine andre Richtung leitet.

Wer dasjenige, was wir unsren Willen nennen, für eine Grundeigenschaft der Seele halten,

ten, und daher glauben wollte, daß derselbe mit allen Verschiedenheiten seines Eigensinns, die erste Ursache von aller unsrer Thätigkeit, und also diese von jenem abhängig zu seyn glaubte; der würde sich gewiß sehr irren, weil wir schon Thätigkeit äußren ehe uns noch ein Wille zugeschrieben werden kann. Denn wir sind gemeiniglich schon sehr wirksam, ehe noch in uns im mindesten eine deutliche Erkenntniß von dem, was zukünftig, oder für uns ein Gut ist, vorausgesetzt werden kann. Und beydes sollte doch, es sey in welchem Maaße es wolle, vorausgesetzt werden, ehe einmal an die Wirkungen des Willens gedacht werden kann. Ueberdieß kann es ja auch Geschöpfe geben, welchen viel Thätigkeit, aber kein Wille beygelegt werden darf. In der That liegt auch schon der Wille in einiger Entfernung von den ersten Quellen der Thätigkeit, und ist, wie es sich in der Folge zeigen wird, keine

Grund-

Grundeigenschaft der Seele, sondern ein bloß abgeleitetes aber sehr merkwürdiges Vermögen derselben.

§. 98.

Ob die Antriebe zur Thätigkeit, in einem Subjekte, das nur allein äußre Empfindungen und Gefühle haben kann, in den Empfindungen, oder in den Gefühlen gesucht werden müsse.

Um die Quellen von der Wirksamkeit unsrer Thätigkeit, in ihrem ersten Ursprunge zu entdecken, muß man den Menschen so betrachten, wie er bey seinem Eintritt in dieses Leben beschaffen ist, und wie er seyn würde, wenn er in diesem seinen ersten Zustande verbleiben könnte; das ist, wenn seine Empfindungen und Gefühle alle ganz rein und unvermischt wären, so wie sie sind, wenn sich durch Ueberlegung und Nachdenken, noch nicht hunderterley daraus hergeleitete Ideen, mit ihnen vereinigt haben; denn auch in diesem Zustande sind

sind wir unstreitig schon auf mancherley Art thätig. Um diesen Gesichtspunkt nicht aus den Augen zu verlieren, nehme man ein Subjekt an, das schlechterdings keine andre Ideen haben könnte, als allein äußre Empfindungen. Ich bekümmere mich also voritzt noch nicht darum, ob es etwan noch eine andre Art der Thätigkeit geben mag, welche nicht bloß aus den äußren Empfindungen, sondern vielleicht auch aus andren Arten von Ideen erklärt und begreiflich gemacht werden könnte. Hier soll die Frage nur seyn, wodurch unsre Thätigkeit wirksam werden kann, wenn wir noch keine andre Ideen, als allein reine äußre Empfindungen erlangt haben.

In diesem Zustande nun, kann in der Seele, außer dem bloßen Vermögen thätig zu seyn, weiter nichts vorhanden seyn, als nur solche Gewahrnehmungen, welche allein und unmittelbar durch die Sinne und Gefühle veranlaßt werden. Es müssen also alle Antriebe, wodurch die Thätigkeit der Seele lebendig gemacht werden kann, in einer von diesen beyden Arten der Gewahrnehmungen zu finden seyn. Nun untersuche man in dieser Absicht, die äußren Empfindungen insonderheit, das ist, diejenigen, die wir bloß den fünf Sinnen zu verdanken haben. Gewiß, wenn diese Gewahrnehmungen an sich rein sind, so werden sie weiter nichts als das bloße Daseyn eines äußren Gegenstandes in sich enthalten. (§. 94. 44.) Abneigung dagegen, oder Neigung dazu, sind nicht Ideen, welche allein durch die fünf Sinne hervorgebracht werden. (§. 92.) Was sollte also die Seele antreiben, ihre Thätigkeit wirksam werden zu lassen, oder warum sollte sie sich, bey der Gegenwart des einen Gegenstandes, auf eine andre Art wirksam beweisen, als bey der Gegenwart des andren. Man mag die reinen Empfindungen betrachten wie

man

man will, so läßt sich nichts darin finden, warum die Seele dabey in Bewegung gesetzt werden sollte. Sie sind alle an sich ruhig, und erzeugen bloß solche Gewahrnehmungen, die der Seele gradezu selbst nichts angehen, diese bleibt dabey ungerührt, und kalt. Dahingegen lasse man die Gefühle wirksam werden, oder man lasse mit den Empfindungen der Sinne, entweder wirkliche Gefühle, oder Ideen vormals gehabter Gefühle vereiniget seyn; alsbald wird sich die Seele gleichsam selbst betreffen fühlen. Die Gewahrnehmung geht sie nunmehr selbst an, sie wird gerührt, und bietet ihre Kraft auf, um solches Gefühl entweder noch länger zu genießen, oder zurückzutreiben, und sich davon zu befreyen. Alle Empfindungen der Sinne, so bald sie zugleich Ideen von Gefühlen erwecken, so vormals mit ihnen verbunden gewesen, hören sogleich auf gleichgültig zu seyn, sie werden interessant, und rühren die Seele von der Seite, wo sie Gefühl oder Rührung hervorbringen. Mit einem Worte, die Gewahrnehmungen der Gefühle, oder die Rührungen, sind allein die Antriebe, wodurch die Thätigkeit der Seele wirksam und in Handlung gebracht wird. Ein jedwedes Gefühl, muß also die Seele auf irgend eine Art wirksam machen. Wenn aber die Empfindungen von keiner Art des Gefühls und keiner Idee desselben begleitet werden, so rühren sie auch nicht, und können in so fern weder die Thätigkeit der Seele rege machen, noch, wenn sie schon rege ist, die Richtung derselben verändren. Die Erfahrung bestätiget es, daß auf die vorher angeführte Art, uns die gleichgültigsten Dinge lieb und theuer, oder traurig und gar verabscheuungswürdig werden können.

§. 99.

§. 99.

Die Thätigkeit der Seele kann zunächst nie anders, als allein auf die feinre Organisation wirken.

Alles, was von außen her in die Seele kommen, oder von ihr wahrgenommen werden soll, muß, wie im ersten Theile gezeigt worden, den Weg der Nerven nehmen. Diese allein sind die Zugänge zu ihr, und so bald ein Hinderniß darin befindlich ist, oder die freye Gemeinschaft derselben mit dem Gehirn unterbrochen wird, so bald vernimmt die Seele nichts von außen. Da nun die ersten Anfänge der Nerven, und der Ort, wo dieselben die ihnen von außen mitgetheilte Wirksamkeit zuletzt äußren, die feinre Organisation ausmacht, so ist es klar, daß die Seele nur alsdann Gewahrnehmungen von außen erlangt, wenn die Wirksamkeit der Nerven unsrer sinnlichen Werkzeuge sich den feinren Anfängen derselben mitgetheilt hat, und gleichsam durch diese, bis zur

Seele hindurchgedrungen ist. Auf gleiche aber umgekehrte Weise geht es mit den Bewegungen des Körpers zu, wenn diese in der Thätigkeit der Seele ihren Grund und Ursprung haben. Auch hier ist der Weg der Nerven der einzige, dessen sich die Seele bey solchen Bewegungen bedienen kann. Ihre Werzeuge dazu sind alle und jede Nerven, welche mittelbar oder unmittelbar nach den Bewegungsmuskeln hinführen. Wo solche Werkzeuge nicht sind, oder die Fortpflanzung ihrer Wirksamkeit gehemmt ist, da kann keine Bewegung durch die Thätigkeit der Seele hervorgebracht werden.

Die Seele bewegt also kein Glied unsres Körpers unmittelbar selbst, sie ist in dem bewegten Gliede nicht gegenwärtig, und wirkt nicht selbst auf die Muskelfasern, sondern alle ihre Thätigkeit, äußret sich bloß auf die Anfänge der Nerven, welche solchen Eindruck hier-

hiernächst fortpflanzen. Die Thätigkeit der Seele, kann also eigentlich in nichts anders bestehen, als in ihrem Vermögen, auf die Anfänge der Nerven, oder auf die feinre Organisation zu wirken; und jede Art ihrer Thätigkeit muß sich zunächst in der feinren Organisation äußren. Die Wirksamkeit der Nerven wird daselbst rege gemacht, und die Folgen davon können nicht anders seyn, als so wie es die Natur und Beschaffenheit solcher Nerven mit sich bringt. Gleichsam wie die Saiten eines musikalischen Instruments keinen gröbren oder feinren Ton geben können, als welchen die Natur ihrer Masse und der Grad ihrer Spannung mit sich bringt.

§. 100.
Die Hauptgattungen der Thätigkeit der Seele.

Wenn man die Nerven in Absicht ihres Endzwecks und Nutzens für die Seele betrachtet, so lassen sich nicht mehr als zwey Hauptgattungen davon bemerken, nämlich die vorstellenden Nerven, welche, wenn sie wirksam sind, der Seele Gewahrnehmungen verschaffen, und die bewegenden Nerven, davon die Wirksamkeit in den Muskeln unsres Körpers Bewegung hervorbringt. Ob aber diese beyde Gattungen der Nerven auch an sich, und ihrer innren Einrichtung nach, verschieden sind, und worin diese Verschiedenheit bestehen mag, ist noch nicht ausgemacht, obwohl das erstere mir wahrscheinlich zu seyn dünkt, weil die eine Gattung, den Eindruck aufwärts nach ihrem Anfang, die andre abwärts nach ihrem Ende fortpflanzt. Es kommt aber auch darauf hier gar nicht an, sondern es ist genug, daß ihre Verschiedenheit, in Absicht des Dienstes, den sie der Seele leisten, unleugbar ist. Nun macht der Inbegriff aller Nervenanfänge, die feinre Organisation aus, folglich muß diese unstreitig

streitig nicht allein aus den Anfängen der Bewegungsnerven, sondern auch aus den Anfängen der Gewahrnehmungsnerven bestehen. Die Thätigkeit der Seele, wird daher entweder die Bewegungsnerven oder die Gewahrnehmungsnerven in Wirksamkeit bringen, und die unmittelbare Folge davon, wird in dem ersten Fall eine Bewegung im Körper, in dem letzten aber eine Gewahrnehmung seyn. Das Vermögen der Seele, die Bewegungsnerven zur Wirksamkeit zu bringen, ist das thätige Bewegungsvermögen, und das Vermögen derselben, die Gewahrnehmungsnerven zur Wirksamkeit zu bringen, ist das thätige Gewahrnehmungsvermögen, und darin besteht die Denkkraft der Seele. Dieses sind die beyden Hauptgattungen aller Thätigkeit der Seele, und die ursprünglichen Quellen aller Arten unsrer Erkenntniß und Handlungen, welche, nachdem sie verschiedentlich geleitet

 werden,

werden, auch verschiedene Arten davon, und verschiedene Vermögen der Seele ausmachen.

Außer den thätigen Gewahrnehmungsvermögen, wird der Seele auch noch ein leidendes zugeschrieben. Dasselbe besteht in weiter nichts als in der Fähigkeit, die sie ihrer Natur nach hat, durch die Wirkung unsres Nervensystems Gewahrnehmungen zu erlangen. Das Vermögen zu leiden versteht sich überhaupt in allen Dingen, in welchen etwas anderes Veränderungen hervorbringen kann. Wenn man ohne weitere Bestimmung das leidende Gewahrnehmungsvermögen der Seele, im eigentlichen und allgemeinen Verstande nehmen wollte, so könnte der Seele gar kein thätiges Vermögen dieser Art beygelegt werden. Denn auch diejenigen Gewahrnehmungen, welche sie durch ihre Thätigkeit auf die Vorstellungsnerven selbst hervorbringt, sind leidend, und werden durch die Gegenwirkung der Nerven auf sie gewirkt; sie muß die Idee davon so haben, als sie ihr die Wirksamkeit der Nerven vorstellt, mithin verhält sie sich bey der eigentlichen wirklichen Gewahrnehmung allemal leidend. Wenn also der Seele ein thätiges Gewahrnehmungsvermögen zugeschrieben wird, so muß man nicht auf die nächste Quelle der Gewahrnehmung selbst, sondern auf den Grund und die erste Ursache davon sehen. Die nächste Quelle aller Gewahrnehmung ist eine Wirksamkeit der feinren Organisation; findet nun diese Wirksamkeit, ihre Ursache in der Thätigkeit der Seele, so ist es eine thätige Gewahrnehmung; liegt sie aber nicht in der Thätigkeit der Seele, sondern sonst irgend in etwas anders, so ist die Gewahrnehmung leidend. Hiernach sind die Begriffe von bloß leidenden, und bloß thätigen, oder in diesem

Be-

Betracht vermischten Gewahrnehmungen zu bestimmen. Das bloß leidende Gewahrnehmungsvermögen, wenn der Grund der Wirksamkeit der feinren Organisation sich von der gröbren herschreibt, ist das Vermögen zu empfinden, oder die Empfindungskraft.

Zweyte Abtheilung.

Von dem Bewegungsvermögen der Seele, in so weit als dasselbe bloß durch äußre Empfindungen geleitet werden kann.

§. 101.

Die Quellen, woraus die Richtung der thätigen Bewegungen entspringt.

Eigentlich hat die Seele kein andres Bewegungsvermögen als ein thätiges. Sie kann zwar Gewahrnehmungen von Bewegungen des Körpers haben, welche in Absicht ihrer selbst leidend sind, oder welche sie nicht gewirkt hat; hieraus aber entspringt nicht ein leidendes Bewegungsvermögen. Bey allen Verändrungen unsres Körpers, welche in dem Bewegungsvermögen der Seele ihren Grund haben,

haben, ist die Seele thätig, wenn sie gleich zu solcher Thätigkeit noch so sehr wäre gereizt worden. Die Antriebe zu aller Art der Thätigkeit, liegen in einem Subjekte, bey dem keine andre Ideen als äußre Empfindungen statt haben, allein in den wirklichen Gefühlen und den wieder erweckten Ideen davon; und die unmittelbare Folge eines jedweden Gefühls und Rührung, ist die Erregung der Thätigkeit. Die Seele ist bey jedem Gefühl gleich bereit, sich demselben entweder gern zu überlassen, oder sich davon zu befreyen. Gesetzt aber es wären dazu in einem oder dem andren Falle Bewegungen des Körpers erforderlich; woher wird die Seele die Anweisung nehmen, um ihrer erregten Thätigkeit, diejenige Richtung zu geben, die zu solchem Endzweck nöthig ist? Denn es liegt doch nicht unmittelbar in einem jedweden Gefühle die Anweisung dazu; und Vergleichungen oder Ueberlegungen, woraus in dieser Absicht etwas zu folgern wäre, dürfen wir hier nicht annehmen.

Um Gründe zur Beantwortung dieser Frage an die Hand zu geben, führe ich folgendes an:

Erstlich, beweiset es die Erfahrung, daß nichts der Seele so leicht ist, als Bewegungen zu veranlassen, welche dem Bau und der ganzen Einrichtung des Körpers gemäß sind, oder wozu der Körper schon von Natur geschickt ist. Zu solchen Bewegungen, wird keine merkliche Kraft und Anstrengung erfordert. So bald nur erst durch Gefühle und Rührungen, die Thätigkeit aufgebracht, und in Wirksamkeit gesetzt ist, so kann dieselbe auch sehr leicht, nach Veranlassung unmerklicher vorhergegangener Umstände und Gewohnheiten, bald diese bald jene von solchen Bewegungen veranlassen, wenn gleich das Gefühl, das die Thätigkeit erregt

regt hat, damit in gar keinem oder wohl gar in einem entgegen gesetzten Verhältnisse stehen sollte. So kann, zum Beyspiel, das Gefühl des Schmerzes und des Schröcks, Jemanden zum Laufen, oder zu andren Bewegungen bringen, welche, anstatt ihn von den Ursachen solchen Gefühls zu entfernen, ihn nur näher dazu bringen, und tiefer hineinstürzen.

Zweytens, habe ich es schon vorher (§. 79.) als eine Erfahrung angemerkt, daß manche Triebe unsrem Körper eingepflanzt sind, welche unter gewissen Umständen an Stärke bis zu einem äußrem Gefühl wachsen können, und dann nothwendiger Weise eine Rührung erzeugen, wodurch die Thätigkeit der Seele unmittelbar, und ohne Dazwischenkunft einer andren Idee, in Wirksamkeit gebracht werden muß. Auf eine Rührung, die von einem Triebe herkommt, kann natürlicher Weise keine

andre

andre Art der Thätigkeit, oder eine andre Richtung derselben erfolgen, als solche, welche den Endzwecken dieses Triebes, und der Natur derjenigen Art der Thätigkeit, welche rege gemacht worden, wie auch der Bauart der Glieder des Körpers am allergemäßesten ist. So bald der Trieb befriediget worden, oder sonst aufhört, so bald hört auch das Gefühl davon auf, und die Thätigkeit läßt nach wirksam zu seyn. Es kann also gar wohl behauptet werden, daß in Rührungen, welche durch einen starken Trieb in der Seele erzeugt worden, schon gewisser Maaßen die Anweisung zu einer bestimmten Art der Thätigkeit liege. Man muß sich aber nicht das, was ich hier Anweisung nenne, als eine besondre Gewahrnehmung vorstellen. Denn eine Handlung der Seele, oder eine Aeußerung ihrer Thätigkeit, welche auf Trieb und Gefühl erfolget, wird eben dadurch in Absicht der Richtung schon hinlänglich bestimmt, und ist eine unmittelbare Folge davon; nur diese Folge, nenne ich in analogischer Bedeutung, eine Anweisung. Ferner, wenn gesagt wird, daß auf Trieb und Gefühl, eine bestimmte Aeußerung der Thätigkeit erfolge, so versteht es sich dabey von selbst, daß dieses nur so lange geschieht, als nicht ein entgegen stehendes stärkeres Gefühl es verhindert. Denn eine stärkere Rührung verursacht eine kräftigere Thätigkeit, und diese hemmt entweder die entgegengesetzte schwächere, oder giebt ihr wenigstens eine andre Richtung.

Drittens, sind die Gefühle sehr oft und fast immer mit Empfindungen oder Empfindungsideen verknüpft, indem wenigstens einige Sinne, fast zu aller Zeit den Eindrücken der äußren Gegenstände offen stehen. Weil nun die einmal aufgebrachte Thätigkeit überaus leicht irgend eine Richtung annimmt, so

ist

ist fast eine jedwede Empfindung oder Empfindungsidee im Stande, derselben eine Richtung oder Anweisung dazu zu geben, und die Wirkungen der Thätigkeit auf einen gewissen Weg zu leiten. Selbst die Bewegungen des Körpers, welche durch Veranlassung solcher Rührungen hervorgebracht worden, denen es gänzlich an einer Anweisung mangelte, können, wenn sie gleich aufs erste Mal, dem veranlassenden Gefühle zuwider, ausgefallen sind, doch zugleich eine Anweisung werden, wodurch die Thätigkeit zu einer zweckmäßigern Richtung geleitet und hingewiesen wird. So kann, zum Beyspiel, ein Hund, dem ein Stück Fleisch vorgehalten wird, vielleicht bey einem zweyten Versuch auf den Tisch springen, indem der erste, welcher ihm mißlungen war, eine Anweisung werden kann, um eine zweckmäßigere Anwendung von seiner Thätigkeit zu machen.

Viertens, kann auch die Thätigkeit, wenn sie durch solche Triebe rege gemacht werden, worin keine Anweisung liegt, schon dadurch eine gewisse Richtung bekommen, wenn man andre Seinesgleichen gewisse Bewegungen machen sieht. Die Anwendung der Thätigkeit, wenn sie in solchen Bewegungen besteht, wozu der Körper von Natur geschickt ist, ist der Seele so leicht, als die Hervorbringung einer Idee. Aus diesem Grunde rührt es her, daß die Nachahmung in allen thierischen Geschöpfen so sehr allgemein angetroffen wird. Man hat sie bisweilen um ihrer Allgemeinheit willen zu einem besondren Triebe der Natur gemacht. Allein nach meinen Begriffen von Trieben, kann ich sie dafür nicht halten, und ihre Allgemeinheit entspringt aus der sehr großen Leichtigkeit, womit Bewegungen von dieser Art gemacht werden können. Ein Kind, oder auch ein Thier macht die Bewegungen, die es von

Seines=

Seinesgleichen machen sieht, nach: findet es nun darin für seinen Trieb eine Befriedigung, so bleibt diese Art Thätigkeit mit jenem Triebe auf immer verknüpft, das ist, so bald der vorige Trieb entsteht, so bald folgt die vorige Bewegung.

§. 102.
Bestimmte und unbestimmte Antriebe.

Alles, was die Thätigkeit der Seele rege macht, ist ein Antrieb, und alle wirkliche Gefühle so wohl, als die Ideen davon, sind Antriebe. Wenn die Antriebe zugleich eine Anweisung geben, wie und auf welche Art die erregte Thätigkeit wirksam seyn muß, um dem Gefühle und dessen Bedürfnissen ein Genügen zu thun, so sind es bestimmte, sonst aber unbestimmte Antriebe. Alle Antriebe, die von Natur und an sich selbst unbestimmt sind, können, wie vorher gezeigt worden, durch Verbindung mit andren Gefühlen und äußren Empfindungen, oder auch nur mit den bloßen Ideen davon, auf eine nähere oder entferntere Weise, und auf unendlich verschiedene Art bestimmt werden. Wenn die Bestimmung der Art und Weise der Thätigkeit, schon in der Natur des Gefühls selbst liegt, wodurch sie erregt wird, so ist die Handlung, die darauf erfolgt, solchem Gefühle am allergemäßesten, und in dieser Absicht die richtigste und beste; sie wird von der Natur selbst vorgeschrieben, und durch ihre Hülfe ausgeführt. Wenn aber die Bestimmung eines Antriebes, von andren Empfindungen abhängt, so kann die Thätigkeit leicht falsch geleitet und verführt werden. Anstatt Handlungen hervorzubringen, die unsren Gefühlen angemessen sind, können solche Handlungen vorgenommen werden, welche den natürlichen Endzwecken derjenigen Gefühle, welche die Thätigkeit erregt haben, gerade entgegen laufen. Daher ist es von den allerwichtigsten

tigsten Folgen für uns, ob wir uns angewöhnt haben, mit gewissen unbestimmten Gefühlen und Rührungen solche Arten der Thätigkeit, oder solche Handlungen zu verbinden, welche dem eigentlichen Endzwecke dieser Gefühle gemäß sind, oder nicht. Uebelverstandene oder schlecht geleitete Antriebe, werden oft die Störer unsrer Ruhe, Gesundheit und Glückseligkeit, und stürzen uns gemeiniglich unwiederbringlich ins Verderben.

So lange ein Gefühl oder eine Rührung noch ganz unbestimmt ist, so ist zwar die Thätigkeit der Seele rege, sie hat aber keine bestimmte Art der Wirksamkeit, und keine bestimmte Richtung. Die Seele versucht es, bald auf diese, bald auf jene Nerven zu wirken, aber keine versprechen ihr, durch eine Vorempfindung, einige Abhelfung des Bedürfnisses, das sie fühlt. Dieser Zustand ist Unruhe, welche nach Verhältniß der Stärke des Gefühls groß oder geringe ist. Es ist fast eben so, als wenn Jemand zu seiner Sicherheit nothwendig sehr geschäftig seyn müßte, seine Thätigkeit aber würde von allen Seiten gehemmt, so, daß er keinen Ausweg vor sich sähe. In diesen Umständen, und wenn wir nicht von der Plötzlichkeit des Gefühls betäubt sind, arbeitet die Seele mit allen Kräften auf die Vorstellungsnerven, um in der Menge der Ideen eine Verbindung mit ihrem gegenwärtigen Gefühl zu finden, woraus sie eine Anweisung nehmen könnte, um ihrer Thätigkeit die gehörige Richtung zu geben.

Wenn ein unbestimmtes Gefühl unangenehm ist, so verschließt anfänglich die Seele gleichsam die Thore, wodurch dasselbe zu ihr gelangt ist, sie zieht die Nerven, so viel davon in ihrer Macht sind, zusammen; dadurch werden

noth-

nothwendig viel feine Schlagadern des Gehirns gedrängt, und andre Nerven, die nach dem Magen und Gedärmen hingehen, verursachen zusammenziehende Bewegungen, das Blut staunt, das Gesicht wird blaß, es erfolgen Uebelkeiten und Ohnmachten. Wenn hingegen ein unbestimmtes Gefühl angenehm ist, so sucht zu allererst die Seele dasselbe noch mehr zu genießen, sie öfnet gleichsam alle Zugänge zu sich; die Gefäße, nach welchen die Nerven hinführen, erweitern sich, der Zufluß des Blutes wird stärker, und das Gesicht roth. Die zu plötzliche oder zu starke Anhäufung aber des Bluts in den kleinsten Adern des Gehirns, kann eben so wohl, als die Verengerung der Gefäße, das Blut zum Staunen bringen, und eben die übeln Folgen nach sich ziehen, welche ein unangenehmes Gefühl verursacht.

In Subjekten, welche allein auf äußre Empfindungen eingeschränkt sind, kann die Thätigkeit, wenn sie einmal durch Gefühle oder Rührungen rege gemacht ist, auf dreyerley Art eine gewisse Richtung bekommen, oder die Bestimmung der Antriebe hat dreyerley Quellen. Die erste Quelle besteht in der überaus großen Leichtigkeit, womit die Seele, wenn sie erst in Wirksamkeit gebracht ist, gewisse Arten der Bewegungen, wozu der Körper von Natur geschickt ist, hervorbringen kann. Die zweyte Quelle liegt in den Gefühlen selbst, wenn sie aus Trieben entstanden sind, welche nur eine geringe Veranlassung zu dieser oder jener Richtung mit sich führen. Die dritte Quelle sind die Empfindungen und Empfindungsideen, wenn sie mit gegenwärtigen Gefühlen oder Antrieben vereiniget sind. Aus der ersten und letzten Quelle fließt die Nachahmung.

Dritte

Dritte Abtheilung.

Von dem thätigen Gewahrnehmungsvermögen überhaupt, und insonderheit von den Beschaffenheiten desselben in Subjekten, welche keine andre Gewahrnehmungen haben, als allein äußre Empfindungen, und Ideen davon.

§. 103.

Was für Gewahrnehmungen in Absicht ihrer Erzeugung und Wiederhervorbringung, von der Thätigkeit der Seele nicht abhängen.

Daß unsre Seele oft Gewahrnehmungen hat, zu deren Hervorbringung sie nichts thut, und deren Entstehung sie eben so wenig verhindern kann, ist unleugbar. Wir haben Gewahrnehmungen, bey deren Erzeugung die Seele

Seele bloß leidend ist. Die Erfahrung giebt uns von dieser Gattung der Gewahrnehmungen zweyerley Arten zu bemerken. Zur ersten Art gehören diejenigen, die zugleich wirkliche äußre Empfindungen sind, oder wobey unser gröbrer Nervenorganismus zugleich mitwirket. Von dieser Art, kann sich die Seele mit aller ihrer Thätigkeit keine verschaffen. Es sind dazu sinnliche Werkzeuge und äußre Gegenstände schlechterdings nothwendig. Wer kann sehen, wo nichts sichtbar ist, oder sich von äußren Gefühlen wirklich gerührt finden, wenn nicht außer der Seele etwas da ist, was vermittelst unsrer Nerven solche erregt hat? Wenn hingegen unsre sinnliche Werkzeuge durch gewisse äußre Gegenstände erst wirksam gemacht worden sind, so kann auch die Seele eben so wenig, die Gewahrnehmung davon auf irgend einige Weise hintertreiben. Wir müssen sehen was wir auch nicht wollen, und oft hören, was wir nicht wünschen. Gern möchten wir oft dem Schmerze unser Gefühl verschließen, aber es ist außer der Macht unsrer Seele, die Rührung davon zu hintertreiben.

Die andre Art der Gewahrnehmungen, deren Entstehung in uns, nicht von der Thätigkeit unsrer Seele abhängt, sind diejenigen wieder hervorkommenden Ideen, welche mit einer gegenwärtigen Gewahrnehmung überhaupt, in einem näheren Grade verknüpft sind. Ich habe vorher schon angemerkt, daß sich zwischen unsren Gewahrnehmungen, oder zwischen der Wirksamkeit der Nerven, auf dreyerley Weise ein Zusammenhang entspinne. (§. 19.). Erstlich, wenn sie zu gleicher Zeit, und zweytens, wenn sie unmittelbar nach einander in der Seele gegenwärtig gewesen sind, drittens endlich, wenn sie sich in irgend einem Betracht unter einander ähnlich sind. Diese Verhältnisse,

nisse, worin alle unsre Ideen, in Absicht ihres Zusammenhanges unter einander, gerathen, können sehr verschiedene Grade der Nähe oder der Entfernung von einander haben; und die beständige Erfahrung lehret, daß nur diejenigen Ideen, welche in den näheren Graden, mit einer gegenwärtigen verknüpft sind, ungerufen und von selbst, zugleich mit derselben, in dem Gesichtskreis der Seele erscheinen. An dieser ihrer Miterscheinung hat aber die Thätigkeit der Seele, nicht den geringsten Antheil. Wir wollen, oder wir wollen nicht, so erzeugen sich diese Ideen in uns, und wir können sie nicht hintertreiben, wenn wir gleich unsre ganze Thätigkeit gegen sie aufbieten. Gesetzt, daß uns Jemand auf eine sehr kränkende Art beleidiget hätte, oder wir hätten uns selbst einmal irgend durch eine That so vergangen, daß das Andenken davon uns noch immer mit Reue und Schaam erfüllte. Nun käme vielleicht

nach

nach langer Zeit, entweder unser Beleidiger uns wieder zu Gesichte, oder ein ganz geringer Umstand, der mit unsrer Vergehung vormals verknüpft gewesen, stellte sich bey einer auch sonst angenehmen Gelegenheit, unserer Gewahrnehmung wiederum dar, würden sich nicht auch so gleich alle dabey vorgekommene kränkende und beschämende Umstände, unserer Seele von selbst wieder vor Augen stellen, wenn wir auch gleich alles darum geben möchten, diese Ideen nicht zu haben, und sie auf immer vertilgt zu wissen?

§. 104.

Es giebt aber auch überhaupt Gewahrnehmungen, deren Hervorbringung, der Thätigkeit der Seele zugeschrieben werden muß.

Die Erfahrung zeigt uns aber auch mehr als eine Art der Ideen, welche ihrer Entstehung und Wiederhervorbringung nach von uns abhängen; und das sind diejenigen, die wir durch neue Verbindungen schon gehabter Ideen hervorvorbringen, und diejenigen, deren wir uns vorsetzlich erinnern wollen. Ich will mir, zum Beyspiel, das wieder vorstellen, was mir gestern den ganzen Tag hindurch begegnet ist; oder, es frägt mich Jemand darnach. In beyden Fällen, entstehen so gleich in mir die vornehmsten Ideen, die ich gestern nach einander gehabt habe. Diese Ideen kann ich unmöglich einer andren Ursache als der Tätigkeit meiner Seele zuschreiben. Hätte ich mich nicht bestrebt, meine gestrigen Ideen wieder zu erwecken, und sie zurück zu rufen, ich würde itzt ganz gewiß nicht diese, sondern nach Veranlassung andrer Umstände, ganz andre Ideen haben. Die Erzeugung derjenigen Ideen, die ich itzt hier niederschreibe, muß ich gleichfalls allein der Thätigkeit meiner Seele zuschreiben, denn ich würde, wenn ich gewollt hätte, ganz andre Ideen gegenwärtig haben.

Diese

Diese Erfahrungen werden einen Jeden überzeugen, daß wir überhaupt Gewahrnehmungen haben, wovon wir das Daseyn oder ihre Gegenwart allein unsrer Seele zu verdanken haben. Und so viel ist mir hier genug, da ich in der Folge noch umständlicher davon handeln werde. Die Hauptsache, worauf hier alles ankommt, besteht also darin, ob eine gegenwärtige Wirksamkeit unsrer Nerven, worin überhaupt die einzige wahre und nächste Quelle aller unsrer Ideen besteht, entweder durch die Thätigkeit der Seele, oder ohne Zuthun derselben, bloß von außen her, oder aber durch den natürlichen Zusammenhang der Nerven zunächst verursacht worden.

§. 105.

Ob überhaupt das thätige Gewahrnehmungsvermögen der Seele, eben so wie das Bewegungsvermögen, erst durch Antriebe erweckt werden müsse, oder aber, ob die Gewahrnehmungsthätigkeit, sich von selbst und ohne alle Veranlassung äußren könne?

Schon seit den ältesten Zeiten der Philosophie, sind die Meynungen über die Frage, ob die Seele sich von selbst bewege, oder ob sie von etwas andrem bewegt werde, getheilt gewesen (*). Man hat damit die Frage von der Freyheit und Sittlichkeit unsrer Handlungen verknüpft, und dadurch in der Folge die Sache so sehr verwickelt, daß eine einfache Antwort dar-

(*) Die mehresten Meynungen der Alten über diese Sache, findet man beysammen, in der **Untersuchung, woher die Meynung vieler griechischen Philosophen entstanden, daß die Seele des Menschen nicht von selbst, sondern von dem Schicksaale bewegt werde.** In den deutschen Actis Eruditorum, Theil 57 und 58.

darauf, nunmehr weder der einen noch der andren Parthey ein Genügen thut. Hier ist noch nicht der Ort, wo diese Fragen aus ihrem eigentlichen Gesichtspunkte betrachtet, und schon deutlich genug auseinander gesetzt werden können; ich erwähne sie nur deswegen, um bemerken zu lassen, daß die Lehre von der Freyheit des Menschen, mit der Frage, wovon hier die Rede ist, keine Gemeinschaft habe. Denn gesetzt, die Seele könnte auch ihre Gewahrnehmungsthätigkeit, nicht anders als auf vorhergehende Veranlassungen dazu äußren, so wird doch dadurch ihre Selbstthätigkeit, und daß sie den Grund ihrer Handlungen in sich selbst enthalte, noch im geringsten nicht aufgehoben, und man muß demungeachtet noch immer sagen, sie bewege sich selbst.

Will die Seele sich Gewahrnehmungen verschaffen, so muß ihre Thätigkeit auf die Gewahrnehmungsnerven gerichtet seyn, sie muß diese in Wirksamkeit bringen, und kann ohne Mitwirkung derselben gar nichts vernehmen. Die Gewahrnehmungsthätigkeit der Seele, besteht also schon in einer gewissen bestimmten Richtung ihrer Thätigkeit überhaupt. Woher bekäme diese aber eine solche Richtung, wenn nichts vorhergienge, was ein Antrieb dazu wäre? (§. 97.) Ich kann mich auf einen jeden Beobachter seiner selbst berufen, ob er nicht in den meisten Fällen, die Antriebe finden wird, die ihm zu dieser oder jener Reihe der Gedanken die Veranlassung gegeben haben. Ich behaupte daher, daß sich auch die Gewahrnehmungsthätigkeit, ohne Antriebe niemals äußren, und ohne solche, die bestimmt sind, niemals eine bestimmte Richtung annehmen könne.

Einen Einwand sehe ich zum voraus, der hier gemacht werden kann. Man kann sagen,

daß

daß nach der Meynung verschiedener Philosophen, unsre Seele niemals ohne alle Ideen sich befinde, und dieses beweise, daß sie ohne Veranlassung, bloß von sich selbst, die Nerven, welche ihr Gewahrnehmungen verschaffen, in Wirksamkeit setzen könne. Allein, wenn ich auch diese Voraussetzung als richtig wollte gelten lassen, kann es demungeachtet nicht seyn, daß von unsren allerersten Ideen an, die eine immer zugleich ein Antrieb zu der andren gewesen sey, zumal solches auf eine ganz unmerkliche Weise geschehen kann, weil es der Seele überaus leicht ist, thätig zu seyn, und sich dadurch Ideen zu verschaffen? Ueberdieß aber ist Niemand im Stande es zu unterscheiden, ob die Ideen, die er eben hat, zu den leidenden oder zu den thätigen gehören. Eine heftige Bewegung des Bluts, und eine sehr starke Ausdünstung der Schlagadern im Gehirn, kann gar leicht entweder ein Gefühl hervorbringen, oder die Nerven daselbst in eine solche Wirksamkeit setzen, die andren ähnlich sind, und auf diese Weise Ideen erzeugen, die andren ähnlich sind. Alles dieses sind bloß leidende Ideen, die wir von den thätigen zu unterscheiden nicht im Stande sind. Eine jedwede leidende Idee kann auch leicht ein unmerklicher Antrieb zu vielen folgenden thätigen werden. Wenn es also auch wahr seyn sollte, daß wir niemals ganz ohne alle Ideen wären, so würde doch um deßwillen noch nicht daraus folgen, daß diese Ideen ohne Antriebe dazu hervorgebracht würden; würde ich daraus schließen, daß in solchem Fall, auch allemal hinlängliche Antriebe dazu vorhanden seyn müßten, sie möchten uns übrigens bekannt seyn, oder nicht. Worin aber diese Antriebe nach Verschiedenheit der zu erweckenden Ideen überhaupt bestehen, und ob sie eben alle bloß Gefühle und Rührungen seyn müssen, das läßt sich hier noch nicht ausmachen.

§. 106.

§. 106.

Ob in Subjekten, deren Gewahrnehmungen, bloß in reinen äußren Empfindungen und in den Ideen davon bestehen, überhaupt ein thätiges Gewahrnehmungsvermögen möglich sey, und wenn es ist, wie dasselbe beschaffen seyn müsse.

Die Erweckung der Thätigkeit hängt überhaupt von den Antrieben ab. Es kommt also bey der Frage, ob in solchen Subjekten, als wovon hier die Rede ist, ein thätiges Gewahrnehmungsvermögen überhaupt möglich sey, bloß darauf an, ob in ihnen eben so wohl Antriebe zu thätigen Gewahrnehmungen sich erzeugen können, als wir gesehen haben, daß in ihnen Antriebe zu körperlichen Bewegungen entstehen und vorhanden sind. Wenn es wahr seyn sollte, daß eine jede Reihe thätiger Gewahrnehmungen einen Vorsatz, sie hervorzubringen, voraus setzen sollte, so müßte man solchen Subjekten, alle Arten thätiger Gewahrnehmungen schlechterdings absprechen.

Denn ein Vorsatz enthält die Idee von Etwas, das noch zukünftig ist, und erst durch unsre Thätigkeit zur Wirklichkeit gebracht, oder gegenwärtig werden soll; und eine solche Idee gehört offenbar nicht zu den reinen äußren Empfindungen; sie kann also auch nicht in Subjekten statt finden, denen keine andre Arten der Ideen, als diese zugestanden werden.

Sollen also thätige Gewahrnehmungen, solchen Subjekten zugeschrieben werden, so muß bewiesen werden können, daß in ihnen Etwas anders die Stelle eines Vorsatzes vertreten, und alles das zu wirken und auszurichten im Stande seyn kann, was ein vorher gefaßter Vorsatz in dieser Absicht auszurichten vermag. Alsdann würde erst folgen, daß es solchen Subjekten an Antrieben zu Erweckung ihrer Gewahrnehmungsthätigkeit keinesweges mangele. Ich meyne, daß das, was in solchen

Sub=

Subjekten die Stelle des Vorsatzes ersetzen kann, ja wirklich ersetzt, Gefühl und Rührung sey. In Ansehung der körperlichen Bewegungen habe ich schon gezeigt, daß Gefühl und Rührung eben das auszurichten vermag, was nur immer Vorsatz und deutliche Erkenntniß, ja oft vielleicht nicht einmal so gut, ausrichten kann, und in Absicht der thätigen Gewahrnehmungen, hoffe ich dasselbe zeigen zu können.

Man wird aber von selbst leicht den Schluß machen können, daß die Gewahrnehmungsthätigkeit in dergleichen Subjekten, und wenn sie auch noch so geschäftig ist, keine andre als nur allein reine Empfindungsideen wird hervorbringen können. Eben so nothwendig ist auch die Folge, daß in solchen Subjekten, die thätigen Gewahrnehmungen nicht länger dauern können, als dazu die antreibende Gefühle und Rührungen gegenwärtig sind. Hören diese auf, so wird auch die Art ihrer Thätigkeit, die auf die Vorstellungsnerven wirkte, bald erkalten, und in diesem Betracht ihre Seele wieder in Unthätigkeit zurück sinken.

Vierte

Vierte Abtheilung.

Von den besondren Arten des leidenden und thätigen Gewahrnehmungsvermögens, insonderheit in Subjekten, die keine andre Gewahrnehmungen haben, als allein äußre Empfindungen und Ideen davon.

§. 107.

Von der Aufmerksamkeit, insonderheit in Subjekten, die allein äußre Empfindungen und Empfindungsideen haben können.

Die Wirkungen der Thätigkeit der Seele, wenn sie auf die Vorstellungsnerven wirkt, werden eben dadurch Gewahrnehmungen für sie, und scheinen alsdann von so verschiedener Gattung zu seyn, daß man daher schon längst ist bewogen worden, der Seele, wer weiß wie viele

viele ursprünglich ganz verschiedene Grundvermögen zuzuschreiben; wodurch dann das Geheimniß ihrer Natur noch vervielfältiget, mehr verdunklet, und unzugänglicher gemacht worden ist. Im Grunde sind aber alle diese verschiedene Grundvermögen, nur mannigfaltige Richtungen der Thätigkeit unsrer Seele, das ist, der Kraft, die sie hat, auf die Nerven, die in ihrem Wirkungskreise liegen, zu wirken.

Um diese ungemein verwickelte Materie mehr aufzuklären, und die verschiedenen Erscheinungen, welche die Thätigkeit der Seele, in ihren Wirkungen uns vor Augen stellt, auf das zurück zu bringen, was sie mir eigentlich zu seyn deuchten, will ich mich hier bey der Quelle noch länger aufhalten, das ist, ich will noch keine andre Wirkungen unsrer Thätigkeit in Betracht ziehen, als allein die, welche bloß durch die äußren Empfindungen unmittelbar veranlaßt werden können.

Wenn ein äußres Gefühl, es sey was für eins es wolle, in uns hervorgebracht wird, so ist die Gewahrnehmung davon, eine Rührung. (§. 95.) Wir werden auf irgend einige Weise mehr oder weniger dadurch bewegt, und aufgebracht. Das Erste, was dabey vorgeht, ist, daß die Seele gleichsam ihre Gewahrnehmungskraft, oder ihr Auge, auf diese Rührung wendet, und darauf Acht hat. Das ist aber im Grunde nichts anders, als die thätige Fortsetzung derjenigen Gewahrnehmung, wodurch sie sich gerührt findet, und ist folglich eine Wirkung ihrer rege gemachten Thätigkeit. Wenn also gleich ein jedwedes äußres Gefühl, eine leidende Gewahrnehmung ist, und nothwendig seyn muß, so hat dasselbe doch zur unmittelbaren und nothwendigen Folge, eine thätige und fortgesetzte Gewahrnehmung eben derselben Rührung. Denn es kann keine Rührung in uns entstehen, ohne daß nicht die Seele

dadurch

dadurch aufgebracht, und ihre Thätigkeit rege gemacht werden sollte. Diese Handlung der Seele, ist die allererste und einfachste Aeußerung ihrer Thätigkeit, und wird die Aufmerksamkeit genennt.

Wenn sich die Thätigkeit der Seele, auf eine gegenwärtige Rührung wendet, oder, was einerley ist, wenn die Seele darauf Acht hat, so kann das in weiter nichts als darin bestehen, daß sie auf eben die Nerven der feinren Organisation wirket, die ihr diese Rührung verschaffen. Diese hinzugekommene Kraft, verstärkt die Wirksamkeit der Nerven, oder verlängert die Dauer davon, je nachdem die Thätigkeit der Seele darauf stark oder anhaltend ist. Eine Idee oder Gewahrnehmung wird also, wie es auch die Erfahrung beweiset, durch die Aufmerksamkeit stärker und hervorstechender; sie wird gleichsam fixirt, und dem Auge der Seele längere Zeit vorgehalten.

Ist ein äußres Gefühl von der Art, daß es für sich selbst einige Zeitlang dauert, so wird die Aufmerksamkeit eben so lange dauern; es sey denn, daß die Thätigkeit der Seele durch andre Gefühle die noch stärker rühren, davon abgezogen, und anders wohin gelenkt werde. In diesem Fall, muß die erste Rührung so viel an Stärke verlieren, als ihr die Mitwirkung der Seele, durch die Aufmerksamkeit mitgetheilt hatte, und darin liegt der Grund, warum wir, bey weiser Handhabung unsrer Gefühle, eines und eben dasselbe bald mehr, bald weniger empfinden, bald entfernen, und bald wiederum es uns näher bringen können. Findet ein in uns entstehendes Gefühl unsre Seele schon beschäftiget, ist sie bereits auf stärkere und interessantere Gefühle aufmerksam, so wird dies neue Gefühl unbeachtet vorüber gehen, indem unsre Seele für dasselbe itzt gleichsam taub und gefühllos ist.

Diese Art der Aufmerksamkeit der Seele, da sie ihr Auge auf ein gegenwärtiges Gefühl, und unter mehreren auf das stärkste richtet, ist nach der thierischen Natur des Menschen so nothwendig, als nur immer Ursache und unmittelbare Wirkung mit einander nothwendig zusammen hängen müssen. Die freywillige Richtung der Gewahrnehmungsthätigkeit, oder die freywillige Aufmerksamkeit, kann ohne vorhergehende Ueberlegung und Absicht nicht statt finden. Ueberlegung aber und Absicht, sind nicht Eigenschaften, die aus den äußren Empfindungen allein und unmittelbar ihren Ursprung nehmen, daher kann auch die Aufmerksamkeit in Subjekten, die bloß äußre Empfindungen haben, niemals freywillig seyn. Soll demnach die Gewahrnehmungsthätigkeit, oder die Aufmerksamkeit in solchen Subjekten erregt werden, so muß man ihnen entweder Gefühle selbst, oder doch solche Empfindungen und Empfindungsideen zu verschaffen suchen, die mit Ideen vormals gehabter Gefühle, das ist, mit Rührungen verbunden sind. So bald aber in solchen Subjekten die Gefühle und Rührungen ganz aufhören, so bald hat es auch mit ihrer Aufmerksamkeit ein Ende.

§. 108.

Vom Gedächtniß überhaupt.

Der wundervolle Zusammenhang, der sich in dem feinern Nervenorganismus unsres Gehirns nach und nach entspinnet, davon in der vierten Abtheilung des ersten Theils umständlich gehandelt worden, bringt es mit sich, daß, so bald einige Nerven in Wirksamkeit gebracht werden, nicht allein diejenigen, die vormals mit diesen zusammen, sondern auch die, welche damals vor und nach ihnen wirksam gewesen, wiederum in ihre ehmalige Wirksamkeit gerathen, ohne daß weiter die geringste andre Veranlassung hinzukommen darf. Nun bringt einerley

nerley Wirksamkeit der Nerven, auch nothwendig einerley und eben dieselben Ideen hervor, folglich ist es auch nothwendig, daß mit einer jedweden gegenwärtigen Empfindung, wenn wir sie ganz oder zum Theil schon einmal gehabt haben, allemal zugleich einige Ideen von solchen Empfindungen, die vormals mit ihr gleichzeitig oder folgeweise verknüpft gewesen, von neuem wiederum in der Seele hervorgebracht werden müssen. Nicht aber allein das Beyeinanderseyn und die Folge in den Wirksamkeiten der Nerven, knüpft zwischen ihnen einen Zusammenhang, sondern auch die Uebereinstimmung dieser Wirksamkeiten untereinander, wird ein neuer Grund, warum die Nerven zu gemeinschaftlicher Wirksamkeit mit einander in Verbindung gerathen. Um deßwillen werden auch, wie ein Jeder bey sich selbst gewahr werden kann, außer den vorher angezeigten Ideen, zugleich noch andre wieder

hervor-

hervorgebracht, welche mit jenen eine gewisse Uebereinstimmung haben. Alle diese Arten des Zusammenhangs der Nerven in Absicht ihrer thätigen Wirksamkeit, erzeugten sich nur allein in der feinren Organisation, und finden in der gröbren ganz und gar nicht statt; darum sind auch alle mit einer gegenwärtigen Empfindung vergesellschaftete Gewahrnehmungen, weiter nichts als bloße Ideen, und niemals eigentliche Empfindungen.

Diese Vergesellschaftung der Empfindungsideen mit wirklichen Empfindungen, ist bloß ein Werk der Nerven, woran die Thätigkeit der Seele nicht den geringsten Antheil hat. Die Seele bleibt dabey völlig unwirksam und leidend. Wir mögen es anfangen wie wir wollen, so müssen wir uns gefallen lassen, ob und was für Ideen, neben einer gegenwärtigen Empfindung, uns zu Gesichte kommen werden. In dieser merkwürdigen Beschaffenheit der Nerven, besteht ihre Mitwirksamkeit überhaupt, und diese wird in Beziehung auf die Seele, die Association der Ideen genennt.

Die Mitwirksamkeit der Nerven ist größer oder geringer, je nachdem der Zusammenhang der Nerven unsrer feinren Organisation größer oder geringer ist. Nicht allein die natürliche Beschaffenheit der Nerven an sich selbst, und alles dessen, was darauf einen Einfluß hat, sondern auch hauptsächlich die Folge unsrer Empfindungen und Ideen, und die Art und Weise, wie sie unter einander, und mit angenehmen und unangenehmen Gefühlen verbunden oder davon begleitet werden, mit einem Worte, die ganze Erziehung im weitläuftigsten Verstande, die wir von Jugend auf bekommen, erzeugt, unterhält, gewöhnt, und stärkt diese Mitwirksamkeit, verengert oder vergrößert ihren Umfang, und giebt ihr oft in Ansehung dieser oder jener Art der Ideen, eine Geläufigkeit, die uns in Verwunderung setzt.

Die Mitwirksamkeit der Nerven kann außerdem noch in verschiedenen Menschen, auch verschiedene Grade des Umfangs, der Dauer, und der Stärke haben. Von welchem allen der Grund entweder in der natürlichen Beschaffenheit der Nerven, oder in der Uebung und Gewohnheit, oder auch in einem gegenwärtigen bequemern oder unbequemern Zustand derselben liegen kann. Wo der Umfang der Mitwirksamkeit der Nerven sehr groß ist, da werden allemal mit einer gegenwärtigen Idee oder Empfindung sehr viel andre Nerven, und in den entferntesten Graden des Zusammenhangs mitwirken, und es wird also eine jede gegenwärtige Idee, eine Menge anderer Ideen veranlasanlassen. Wo die Mitwirksamkeit der Nerven stark ist, da wird eine jede von den vereinigten Wirkungen derselben in einem hohen Grade ausdrücklich, und also für die Seele weit vernehmlicher seyn, als wo dieselbe schwach ist. Endlich findet man auch Köpfe, in denen die Mitwirksamkeit der Nerven, bey gleicher oder gar minderer Uebung, weit längere Zeit erhalten bleibt, als in andren; das ist, in einigen Menschen vor andren, können die Nerven nach längeren Zwischenzeiten, leichter und geschwinder wiederum in ihre vorige Art der Wirksamkeit versetzt werden. Alle Gewahrnehmungen nun, welche neben einer Idee oder Empfindung von den Mitwirkungen der Nerven in der Seele wieder hervorgebracht werden, machen das Gedächtniß überhaupt aus, und dasselbe ist gut oder schlecht, nachdem die Beschaffenheit der Mitwirksamkeit der Nerven gut oder schlecht ist.

Die

Die Nerven unsres Gehirns brauchen also nicht die Eindrücke oder Bilder, die sie vermittelst der Empfindungen empfangen haben, in sich aufzubewahren, und das Gedächtniß ist kein Archiv davon. Ist einmal, vermöge der natürlichen Einrichtung dieser Nerven, durch die vorerwähnten Verhältnisse zwischen ihnen ein Zusammenhang erzeugt worden, so werden sie dadurch unter einander mitwirksam, und eben dieselbe Wirksamkeit bringt zu aller Zeit eben dieselbe Gewahrnehmung nothwendiger Weise zuwege.

§. 109.

Vom Gedächtnisse in Subjekten, die allein äußre Empfindungen und Empfindungsideen haben können.

Wenn man sich Subjekte vorstellt, die nur Ideen von äußren Empfindungen haben können, so müssen alle Gewahrnehmungen, die sie vermöge des Gedächtnisses erlangen, schlechterdings unfreywillig seyn. Die Mitwirksamkeit der Nerven wird sich bey jeder Empfindung, die sie haben, nicht weiter erstrecken, als so weit jene von selbst bloß durch den Zusammenhang unter sich in Wirksamkeit gerathen können. Dergleichen Subjekte werden niemals nachsinnen, um eine gewisse Idee wieder hervorzurufen, oder sich dieselbe von neuem vorzustellen, weil der Vorsatz, sich dieser oder jener Sache erinnern zu wollen, bey ihnen nicht erzeugt werden kann.

Sind aber auch die Ideen, welche das Gedächtniß ihnen verschaft, unfreywillig, so ist es doch um deßwillen noch nicht nothwendig, daß sie immer leidend seyn müssen; es werden vielmehr verschiedene mit unterlaufen, woran die Seele und ihre Thätigkeit das meiste Antheil hat. Es können sich ja unter denjenigen Ideen, welche durch die leidende Mitwirksamkeit

keit der Nerven erzeugt werden, auch einige befinden, die zugleich Ideen von ehmaligen Gefühlen sind, und folglich eine Rührung verschaffen. Diese werden alsbald die Thätigkeit der Seele, oder die Aufmerksamkeit auf sich ziehen. Geschieht dieses, so wird dadurch der Gesichtskreis der Seele mehr oder weniger verändert. Denn indem die Seele ihre Aufmerksamkeit auf eine Idee richtet, so verstärkt sie eben dadurch die Wirksamkeit derjenigen Nerven, die solche Idee hervorbringen, folglich wird diese Idee dadurch nicht allein vernehmlicher, sondern sie wird auch gleichsam der neue Mittelpunkt der gegenwärtigen Ideen, und es werden nach dem Verhältnisse, wie vormals andre Ideen, mit dieser verknüpft gewesen, neue erweckt; denn je mehr die Wirksamkeit eines oder des andren Nerven vermehrt wird, desto größer muß auch der Umfang seiner mitwirkenden Nerven werden. Nun kann es sich treffen, daß unter den hinzugekommenen Ideen, abermals Rührungen befindlich sind, wodurch dann der Gesichtskreis der Seele von neuem verändert wird; und so kann mehrmals nach einander durch die dazukommende Thätigkeit der Seele, ihr Gesichtskreis auf eine unfreywillige Weise verändert, und Subjekte, wenn sie gleich nur auf äußre Empfindungen eingeschränkt sind, können einige Zeit lang mit Gewahrnehmungen unterhalten werden.

Auf diese Weise sieht man, daß alle Ideen, welche in dergleichen Subjekten, durch das Gedächtniß überhaupt wieder erweckt und erneuert werden, wenn gleich die Thätigkeit ihrer Seele Antheil daran hat, doch immer unfreywillig sind. Im übrigen aber versteht es sich von selbst, daß in diesen Subjekten, das Gedächtniß nicht mit dem geringsten Grade der Erinnerung verbunden seyn kann, indem sie keine Idee, weder des vergangenen, noch gegenwärtigen, und eben so wenig die geringste Idee einer Uebereinstimmung haben können. (§. 88. 89.)

§. 110.

Von der Phantasie, und der Einbildunskraft, insonderheit in Subjekten, welche bloß Ideen der äußren Empfindungen haben können.

Aus dem vorhergehenden erhellet, daß die Wirksamkeiten der Nerven unsrer feinren Organisation, nach dreyerley Verhältniß mit einander in Verbindung und Zusammenhang gerathen. Gleichzeitige, auf einander folgende, und übereinstimmige Wirksamkeiten bleiben mit einander auf gewisse Weise verbunden, und jedwede einzelne Wirksamkeit, die wiederum von neuem rege gemacht wird, bringt in gewissem Maaße die übrigen ihrer Gattung wieder hervor. Es giebt daher dreyerley Hauptgattungen der Mitwirksamkeit der Nerven,

ven, so wie es eben deßhalb dreyerley Gattungen der Association unsrer Ideen giebt. Sind die Nerven unsrer feinren Organisation nach einem von diesen Verhältnissen einmal unter einander wirksam gewesen, so bleiben sie in eben solchem Verhältnisse auf eine längere oder kürzere Zeit mit einander wirksam, und daraus entsteht dann diejenige Mitwirksamkeit der Nerven, und Association der Ideen, die durch dieses Verhältniß ist erzeugt worden.

So wie überhaupt die Mitwirksamkeit der Nerven, in verschiedenen Köpfen, sehr verschiedene Grade der Vollkommenheit haben kann, so kann auch in einem und eben demselben Kopfe, die eine von diesen Gattungen der Mitwirksamkeit, einen ungleich größern Grad des Umfangs, der Geschwindigkeit, der Stärke, und der Dauer haben, als die andre. Es kann der natürlichen Beschaffenheit der Nerven

eines

eines Menschen weit leichter seyn, durch die Folge der Wirksamkeiten auf einander in Verbindung und Mitwirksamkeit unter einander zu gerathen, und länger darin zu beharren, als durch die Aehnlichkeit und Uebereinstimmung derselben; so wie es wiederum in andren Menschen der Beschaffenheit ihrer Nerven gemäßer seyn kann, durch die Uebereinstimmung der Wirksamkeiten mit einander verbunden zu werden; davon wir die Wirkungen, durch die leichtere oder schwerere Association dieser oder jener Art unsrer Ideen, leicht gewahr werden.

Von allen dreyen Gattungen der Mitwirksamkeit der Nerven, sind die Wirkungen und Erscheinungen, die sie uns geben, überaus merkwürdig; insonderheit aber sind es die, welche ihren Grund in der Gattung der Mitwirksamkeit haben, die dadurch erzeugt ist, daß die Nerven in ähnlicher und übereinstimmender Wirksamkeit mit einander gewesen sind. Diese Gattung der Mitwirksamkeit der Nerven, wobey es gar nicht in Betracht kommt, ob sie mit einander zugleich, oder unmittelbar nach einander gewirkt haben, heißt insonderheit die Phantasie, und äußert sich auf sehr merkliche Weise, so wohl in Absicht der bildlichen Empfindungen (§. 94.) als auch der Gefühle und Rührungen. Beyde Arten dieser äußren Empfindungen bringen, wie die Erfahrung lehrt, sehr leicht und vernehmlich viele ihnen ähnliche Ideen zugleich wieder hervor. Es geschieht daher nicht ohne Grund, wenn die auf solche Weise hervorgebrachte Empfindungsideen, Einbildungen überhaupt, oder Ideen der Phantasie, genennt werden. Und in diesem Verstande, heißen Einbildungen oder Bilder, die in uns gebildet werden, alle die Gewahrnehmungen, welche bloß durch das Band der Aehnlichkeit mit einander verknüpft sind, und

ver-

vermöge dieses Zusammenhangs eine von der andren wechselsweise hervorgebracht werden. Das Band der Aehnlichkeit zwischen unsren Ideen, macht ihre Verwandtschaft aus, und sie sind in dem Grade mit einander verwandt, in welchem sie sich unter einander ähnlich sind, und übereinstimmen.

Man sieht leicht, daß die Einbildungen in Absicht ihrer Entstehung, eine Gattung der Gewahrnehmungen sind, die ich vorher dem Gedächtnisse überhaupt zugeschrieben habe. Denn sie werden bloß durch durch die Mitwirksamkeit der Nerven erzeugt, und sind wie alle übrige Gewahrnehmungen, die auf eben diese Weise erzeugt werden, entweder leidende, oder thätige. In Subjekten, welche bloß auf Ideen der äußren Empfindungen eingeschränkt sind, können die Einbildungen, wenn sie gleich bisweilen zu den thätigen gehören, doch nie=

niemals freywillig oder eine Folge des Vorsatzes seyn, sondern sie kommen allemal so in den Gesichtskreis der Seele, wie sie durch die Aehnlichkeit mit den gegenwärtigen Empfindungen oder Rührungen hervorgerufen werden. Wenn unter den Einbildungen sich auch Rührungen befinden, und folglich die Thätigkeit der Seele zugleich wirksam wird, so kann auch nach den Verhältnissen der Aehnlichkeit und der Uebereinstimmung, der Gesichtskreis der Seele erweitert und verändert werden.

In so fern die Einbildungen nicht bloß leidend, und ein Werk der Phantasie sind, sondern die Thätigkeit der Seele dabey mit wirksam ist, in so fern ist die Einbildungskraft dabey mit geschäftig. Die Einbildungskraft besteht also, in so weit sie der Seele beygelegt wird, in nichts anders als in derjenigen Richtung ihrer Thätigkeit, nach welcher sie in dem

Verhältnisse auf die Vorstellungsnerven wirkt, nach welchem diese in Absicht der Einbildungen mit einander in Verbindung gerathen sind, das ist, das Verhältniß der Aehnlichkeit ihrer vormaligen Wirksamkeiten. Die Gewahrnehmungen also, welche durch die Einbildungskraft in der Seele veranlaßt werden, sind thätige Gewahrnehmungen, und bestehen, eben so wie die leidenden, vornehmlich in bildlichen Empfindungsideen und in Rührungen, die unter sich, es sey nun in welchem Grade es wolle, eine Uebereinstimmung oder Verwandtschaft haben. Die Uebereinstimmung in der Wirksamkeit der Nerven, und also auch die Verwandtschaft der Ideen, kann nicht allein nach den mancherley Graden der Entfernung und Nähe, sondern auch der Art nach, auf unzählige Weise verschieden seyn.

Von allen Arten, wie die Seele auf die Vorstellungsnerven thätig ist, indem sie von Nerven zu Nerven derselben Wirksamkeit erweckt, und auf diese Weise von Idee zu Idee weitläuftige Felder ihres Gebiets durchwandert, ist ihr kein Weg leichter und ergötzender als der, den die Aehnlichkeit der Wirksamkeiten der Nerven ihr zeigt und bereitet. Sucht die Thätigkeit der Seele, die Spuren nach einander folgender Ideen auf, so muß sie auf einen gewissen Fußsteig bleiben, sie darf nicht abweichen, so angenehm auch manche Nebenaussichten ihr zu seyn dünken; die Verbesserung der Fehltritte, die sie auf diesem genau bestimmten Weg thut, und die mißlungenen Versuche greifen die Nerven stark an, und erregen das unangenehme Gefühl der Ermüdung. Dahingegen, wenn die Thätigkeit der Seele, die Richtung und den Weg nimmt, den die Aehnichkeit in den Wirksamkeiten der Nerven ihr zeigt, so hat sie offenes Feld, sie kann die erste die beste Gegend wählen, überall sind Veranlassungen dazu, keine Aussicht, die nur einigen Reiz verspricht, braucht sie ungenossen vorbey zu lassen, und sie thut keinen Fehltritt, denn überall sind Aehnlichkeiten. Diese freye Abwechselung in den Wirksamkeiten der Nerven, ist ihnen auf keine Weise beschwerlich oder ermüdend; sind aber vollends unter diesen nach und nach erweckten Ideen, angenehme Rührungen mit begriffen, so ist nichts ergötzenders für die Seele. Mit einem Worte, der Gang der Einbildungskraft ist der leichteste und angenehmste, den die Thätigkeit der Seele nur immer nehmen kann. Dieses ist auch die Ursache, warum in Kindern sowohl, als in ganzen Nationen, die Einbildungskraft die erste Fähigkeit der Seele ist, die sich auf eine merkliche Art äußret, so wie auch die Werke, denen sie zum Grunde dient, das Erste sind, was zu einigem Grade der Ausbildung gelangt.

§. III.
Von den Träumen, insonderheit in Subjekten, welche bloß Ideen der äußren Empfindungen haben können.

Wenn unser Nervenorganismus eine Zeitlang wirksam gewesen ist, so verliert er viel von seiner Kraft und leichten Geschmeidigkeit, die Nerven ermüden, und bedürfen einer neuen Stärkung. Eine bloß gemeine Ruhe des Körpers, ist alsdenn nicht mehr hinreichend, die Nerven mit neuen Kräften zu versehen, sondern es wird dazu nach der gegenwärtigen Einrichtung unsres Organismus, eine gänzliche Unwirksamkeit aller Werkzeuge unsrer Empfindungen und Gefühle erfordert.

Eine

Eine anhaltende Wirksamkeit unsrer Nerven verhindert den gehörigen freyen Zufluß der Nahrung, der sie bedürfen, um jederzeit zu ihren natürlichen Verrichtungen bereit zu seyn. Dieser Mangel an Nahrung verursacht, daß die Wirksamkeit der Nerven nach und nach träger wird, ihr Ausdruck äußret sich schwächer, und wenn die Seele ihn bis zur Vernehmlichkeit erheben will, so muß sie einen stärkren Grad ihrer Thätigkeit darauf anwenden. Diese Trägheit in den Nerven verursacht in uns das Gefühl der Ermüdung, (§. 75.) und eine Ermüdung der Organisationen, ist die Schläfrigkeit. Die gröbre Organisation wird weit eher ermüdet, als die feinre, und bedarf daher, um sich zu erholen, eine weit längre Zeit, als diese. Es ist begreiflich, daß, je gröber ein Nerve ist, oder aus je mehr Materie derselbe besteht, desto größer auch der Abgang seyn werde, den er an Nahrung oder Kräften leiden kann, und daß folglich unter gleichen Umständen auch eine längere Zeit erforderlich seyn müsse, um diesen Abgang wieder zu ersetzen. Die Erfahrung zeigt es auch, daß wir uns, ohne schläfrig zu werden, eine weit längere Zeit mit Ideen beschäftigen können, wenn dabey der Korper ruhig ist, als wir im Stande sind, körperliche Arbeit und Beschäftigung der äußren Sinne, ohne Ermüdung und Schläfrigkeit auszuhalten, wenn wir gleich wenig oder nichts dabey denken. Eben so finden wir auch, daß nach einem kurzen Schlaf unsre feinre Organisation, schon wieder munter ist, und den Anfang macht, uns mit Träumen zu unterhalten.

Je träger und unvernehmlicher unsre Organisationen nach und nach wirken, je mehr

nimmt

nimmt die Schläfrigkeit zu, bis endlich solche ganz unwirksam werden, und gleichsam erschlaffen; unsre Augen fallen dann zu, und wir schlafen. Die Empfindungen des Sehens, hören in diesem Zustande ganz auf, und alle übrige Empfindungen, selbst die Gefühle, wenn nicht der Eindruck, der sie erzeugt, ausserordentlich stark ist, werden anfänglich gar nicht, hernach nur schwach, und so lange der Schlaf, oder die gänzliche Erschlaffung dauert, niemals in rechter Verbindung mit unsrem gegenwärtigen Zustande wahrgenommen. Um deßwillen bleiben auch alle Ideen, die wir im Schlafe haben, in Absicht, auf die Wirklichkeit ihrer äußren Gegenstände unberichtiget.

In dem tiefsten Schlaf, oder in der äußersten Erschlaffung der Organisationen, sind diese, so wie auch während einer Ohnmacht, ganz unwirksam, und die Seele hat sodann nicht die allermindeste Gewahrnehmung, weil ihr in diesem Zustande der Nerven nichts, was sie gewahrnehmen könnte, vorgestellt wird. Die Seele, an sich selbst betrachtet, ist allemal aufgelegt Gewahrnehmungen zu haben, so bald ihr nur etwas vorgestellt wird, was sie gewahrnehmen kann. Sie ermüdet niemals, und bedarf ihrer Natur nach weder Ruhe noch Erholung. Man kann im eigentlichen Verstande niemals von ihr sagen, daß sie schlafe, oder das eine mal muntrer sey, als ein ander mal. Ihr Zustand bleibt an sich immer derselbe, nur die Werkzeuge ihrer Gewahrnehmungen sind den Verändrungen unterworfen, welche wir der Seele selbst zuschreiben. Diese Werkzeuge ermüden, und bedürfen der Ruhe und der Erholung. Die Seele aber würde ununterbrochen

chen gewahrnehmen und thätig seyn können, wenn sie mit solchen Werkzeugen versehen wäre, die ohne Ermüdung in beständiger Wirksamkeit bleiben könnten. Will man indessen den äußren Zustand derselben, wenn sie keine Gewahrnehmungen hat, ihren Schlaf nennen, so habe ich nichts dagegen.

Personen, die krank sind, oder sich in einer heftigen Gemüthsbewegung befinden, genießen selten eines tiefen Schlafs. Der feinre Nervenorganismus wird bey ihnen, durch eine vermehrte Wallung des Geblüts im Kopfe, obgleich mit merklicher darauf erfolgender Schwächung, in Unruhe und Wirksamkeit erhalten, wenn gleich der gröbre immer mehr erschlafft, und unthätig wird. Ihr Schlaf ist daher keine Sammlung neuer Kräfte, und keine Erholung. Die fortdauernde Wirksamkeit ihrer Nerven, erschöpft auch während des Schlafs ihre Kräfte, und sie fühlen davon keine Erquickung.

Die Erschlaffung und gänzliche Unwirksamkeit des feinren Organismus unsrer Nerven, dauert, wenn wir schlafen, selten lange. Der Verlust seiner Kräfte scheint bald wieder ersetzt zu seyn, und dann sind die geringsten Eindrücke, welche durch die unverschlossenen Thore der Empfindungen und Gefühle zu ihm dringen, schon fähig, diesem feinren Organismus eine gewisse Wirksamkeit mitzutheilen. Da nun, vermöge der erworbenen Mitwirsamkeit der Nerven, niemals diejenigen ganz allein wirken, welche durch eine äußre Ursache unmittelbar in Wirksamkeit gebracht worden, sondern allemal zugleich auch die mitwirken müssen, die nach den oben erwähnten Verhältnissen mit ihnen in Verbindung stehen, so gelangt auf die-

se

se Weise die Seele zu Gewahrnehmungen und Ideen, auch schon dann, wenn die gröbre Organisation zum größten Theil noch unwirksam ist, und unser Körper noch schläft. Alle Ideen, die während des Schlafs in unsrer Seele entstehen, sind Träume. Wenn die Wirksamkeit der Nerven, die während des Schlafs, von außen verursacht worden, nicht durch neue Ursachen unterhalten wird, so können sie für sich allein nicht von langer Dauer seyn, sondern sie müssen von selbst bald aufhören. Ein Traum, durch eine einzige äußre Empfindung hervorgebracht, würde nur ein einziges Bild seyn, das aus der gegenwärtigen Empfindungsidee, und den damit vergesellschafteten Nebenideen bestehen müßte, dieses Bild aber könnte sich nur eine kurze Zeitlang erhalten, und würde bald wieder in Dunkelheit zurücksinken, wenn nicht neue Ursachen die Nerven in

Wirksamkeit erhielten. Man setze aber den Fall, daß sich unter den Nebenideen, welche von der Mitwirksamkeit der Nerven erzeugt worden sind, auch Rührungen befinden, welches fast allemal der Fall seyn wird, so wird die Thätigkeit der Seele in demselben Augenblick rege seyn, die Aufmerksamkeit wird sich auf die Rührung wenden, sie verstärken, und dadurch die Summe der mitwirkenden Nerven, wenigstens auf einer Seite vermehren, wenn sie gleich auf der andren vielleicht vermindert wird. Das ist, so bald im Traume, eine Rührung in dem Gesichtskreise der Seele erscheint, so bald wird derselbe verändert, indem die Thätigkeit der Seele andre Ideen hinein zieht, andre aber, da sie durch nichts weiter unterstützt werden, von selbst verlöschen müssen. Trägt

sich

sich dieses mehr als einmal nach einander zu, so wird der Traum verlängert; und auf diese Weise können auch Subjekte, die auf äußre Empfindungen allein eingeschränkt sind, im Schlafe mit Träumen unterhalten werden.

Fünfte Abtheilung.
Von der Natur der Thiere.

§. 112.

Inbegriff der Beschaffenheiten, die einem Subjekte zukommen müssen, das bloß äußre Empfindungen hat, und dessen Ideen bloß Empfindungsideen sind.

Wenn man alles, was in der menschlichen Natur allein aus den äußren Empfindungen erkannt werden kann, und seinen Grund unmittelbar darin findet, in einen Gesichtspunkt zusammen fassen will, so ist es eben so viel, als wenn man sich ein thätiges und gewahrnehmendes Subjekt vorstellt; das dieselben Empfindungswerkzeuge hätte, die der Mensch hat, in seinen Gewahrnehmungen aber eben so wenig als in den Aeußerungen seiner Thätigkeit weiter gehen könnte, als so

weit

weit es von den äußren Empfindungen allein unmittelbar geleitet wird.

Ein solches Subjekt, würde nun zwar von allen äußren Gegenständen, die auf seine sinnliche Werkzeuge einen wirksamen Einfluß beweisen, Gewahrnehmungen, oder Empfindungen und Gefühle haben; diese müßten aber allezeit rein seyn, und würden niemals mit Ideen von einer andren Art vermischt seyn können. (§. 42.) Die Idee eines Unterschiedes in den Empfindungen, oder eine besondre Erkenntniß davon, kann in solchen Subjekten gar nicht statt finden; indessen aber würden solche doch alle Verschiedenheiten, die wirklich darin liegen, allemal mitempfinden. Vergleichen, überlegen, und nachdenken, welches Folgen der abgesonderten Erkenntniß des Unterschiedes in den Empfindungen sind, können

solche

solche Subjekte nicht. Verstand und Vernunft, und das, was eigentlich Wille genennt wird, sind daher keine Eigenschaften, die in ihnen gesucht werden müssen. Ihre Empfindungen und Empfindungsideen aber sind zu allen ihren Handlungen eben so hinreichend, als wenn sie sich nach Ueberlegung und Vernunft dazu entschlossen hätten. Es kann ferner ein solches Subjekt zwar niemals andre als nur reine äußre Empfindungen und Gefühle durch die Sinne erlangen, diese Empfindungen können aber durch Vereinigung mit andren so wohl gleichzeitigen als nachfolgenden Empfindungen, so unter einander berichtiget werden, daß die Folgen davon in allem Betracht den Endzweck, den die Natur dabey zur Absicht gehabt, eben so richtig und weit sicherer erreichen, als wenn solche erst durch Nachdenken und Ueberlegung wären herausgezogen

zogen

zogen worden. Es können zwar solche Subjekte durch ihre bloß reine Empfindungen, bey dem ersten Male leicht betrogen werden, und zum Beyspiel, ein Gemälde von Personen oder Früchten, für wirkliche Personen oder Früchte ansehen; ihre Empfindungen würden sich aber in der Folge auch in dieser Absicht von selbst berichtigen, ohne daß Nachdenken und Ueberlegung hinzukommen dürfen. (§. 91.) Dergleichen Subjekte haben weiter weder vom Vergangenen noch vom Zukünftigen eine Idee, und sie können weder das eine noch das andre vom Gegenwärtigen unterscheiden; dem ungeachtet aber hat das Vergangene so wohl auf das Gegenwärtige als auf das Zukünftige bey ihnen eben den Einfluß, den es in Absicht ihrer Handlungen nur haben könnte, wenn sie Ueberlegung und Nachdenken dabey anzuwenden wirklich vermögend wären. (§. 89.) Die Subjekte,

jekte, von welchen hier die Rede ist, haben Gefühle, und werden gerührt; sie besitzen Triebe, welche bis zum Gefühl stark werden können. Alle Rührungen erwecken ihre Thätigkeit, und diese bringt entweder Bewegungen des Körpers oder Ideen in ihnen hervor. (§. 99.) Sie können aufmerksam seyn, und vermöge der Aufmerksamkeit sind sie im Stande, so wohl den Grundgefühlen als den abgeleiteten Gefühlen mehr Stärke zu geben, wodurch in ihnen die Neigungen und Leidenschaften wachsen können. (§. 90. 92. 107.) Wenn gleich ihre Thätigkeit durch Triebe und Gefühle zu gewissen Handlungen bestimmt worden ist, so kann doch durch andre stärkere Gefühle, ihre Thätigkeit entweder ganz zurückgehalten, oder auch die Richtung derselben anderswohin gelenkt werden. (§. 101.) Sie müssen Gedächtniß, Phantasie, und Einbildungskraft besitzen,

und

und wenn sie schlafen, können sie Träume haben.

Wenn nun schon dergleichen Subjekte, außer den reinen äußren Empfindungen, keine andre Art von Ideen haben, und wenn sie gleich diese Schranken ihrer Erkenntniß, in keinem Falle überschreiten können, so sind sie doch nach Veranlassung der Umstände fähig, verschiedene höhere Stufen der Vollkommenheit zu erreichen. Denn je mehr Empfindungen und Gefühle zugleich und folgeweise in ihnen vereiniget werden, desto mehr werden solche berichtiget, und den äußren Gegenständen gemäßer, und folglich sie auch selbst vollkommener. Dieser Wachsthum in der Vollkommenheit, wird sich nicht bloß auf die Empfindungen einschränken, sondern selbst ihre Thätigkeit, und alle Arten derselben, können auf diese Weise vollkommener, und gewissen Endzwecken angemessener ausgebildet werden. Sie können zunehmen an Aufmerksamkeit und Geschicklichkeit; ihre Thätigkeit wird entweder durch gegenwärtige Gefühle oder wiederhervorgebrachte Rühungen belebt und gelenkt; wozu also der Bau ihres Körpers sie nur immer geschickt machen kann, dazu können sie auch wirklich durch eine weise Anordnung und Verknüpfung verschiedener Rührungen und Antriebe gebracht werden. Alle Arten ihrer Thätigkeit, selbst die, welche von Natur an gewisse Triebe geknüpft sind, können auf diese Weise zu mancherley Endzwecken gelenkt, durch Gewohnheit zur andern Natur gemacht, (§. 72.) und folglich auch die Wirkungen ihrer Thätigkeit stufenweise immer vollkommener gemacht werden.

§. 113.

§. 113.
Von der Erkenntniß überhaupt, die einem Subjekte zukommt, das bloß Ideen äußrer Empfindungen hat.

Wenn Erkenntniß auch nur subjektivisch, und in dem Verstande genommen wird, worin sie eine Beschaffenheit eines gewissen Subjekts anzeiget; so findet sich nach dem gemeinen Sprachgebrauch doch schon mehr als eine Bedeutung davon. Am gewöhnlichsten wird alsdann ein Inbegriff von mehreren Ideen und Begriffen darunter verstanden, die Jemand so besitzt, daß er ihrer in gewissem Grade mächtig ist, und sie so bald er will, wieder klar und deutlich machen kann. Eine solche Erkenntniß versteht man, wenn gesagt wird, daß Jemand in dieser oder jener Sache eine gründliche oder schöne Erkenntniß besitze. Hätte Jemand in Absicht einer gewissen Sache auch noch so viel Ideen gehabt, er wäre ihrer aber ganz und gar nicht mächtig, und könnte sie nicht so bald er will, wieder zurückrufen, so würde ihm keine Erkenntniß davon zugeschrieben werden. In diesem Fall sind alle die, welche zwar grosse Reisen gethan, viel Länder und viel Merkwürdiges darin gesehen und gehört haben, die aber aus Mangel des gehörigen Beobachtungsgeistes, oder weil sie nicht gewöhnt worden, ihre Ideen selbst recht zu fassen, und mit Klarheit zu denken, nicht im Stande sind, den mindesten Gebrauch davon weder für sich noch für andre zu machen. Es ist ihnen eben so gut, als wenn sie nichts gehört oder gesehn hätten. Solchen Personen kann keine Erkenntniß dieser Sachen zugeschrieben werden. Zweytens pflegt man jedwede gegenwärtige Gewahrnehmung eines Gegenstandes, eine Erkenntniß desselben zu nennen. In diesem Verstande ist Gewahrnehmung und

Erkennt-

Erkenntniß, Gewahrnehmungsvermögen und Erkenntnißvermögen einerley. In eben diesem Betracht, kann man auch sagen, das Erkenntnißvermögen sey entweder ein leidendes, oder ein thätiges; da sonst im eigentlichen Verstande, die Erkenntniß, bloß eine Wirkung des thätigen Gewahrnehmungsvermögens seyn kann. Nimmt man nun ein Subjekt an, dessen Gewahrnehmungen in weiter nichts, als in Ideen äußrer Empfindungen und Gefühle bestehen können, so folgt von selbst, daß solches keine einzige dieser Ideen in seiner Macht haben kann. Denn seine Thätigkeit, so wohl die gewahrnehmende, als die bewegende, werden nicht nach Absicht und Vorsatz, sondern allein nach Rührungen, die es gleichfalls nicht in seiner Gewalt hat, erweckt und gelenkt. Eine Erkenntniß in der ersten Bedeutung, kann also einem solchen Subjekte nicht beyge-

 legt

legt werden. Wird aber das Wort in der zweyten Bedeutung genommen, so muß solchem Subjekte beydes, ein thätiges und ein leidendes Erkenntnißvermögen, allerdings zugeschrieben werden.

§. 114.
Von den Thieren.

Bis hieher habe ich mich hauptsächlich bemüht, gleichsam im Grundriß zu zeigen, was für Beschaffenheiten den Menschen, allein aus den äußren Empfindungen unmittelbar und gewisser Maaßen nothwendiger Weise entspringen müssen. Ich bin bloß bey den unmittelbaren Gewahrnehmungen der sinnlichen Eindrücke, und bey den reinen Ideen davon, stehen geblieben, und habe sonst keine andre Arten der Ideen dabey zum Grunde gelegt. Dieser Grundriß ist nur ein Versuch, und ich weiß sehr wohl, daß er in mancherley Betracht noch

vieler

vieler Verbesserungen und Ergänzungen bedarf. Um von Anfang an meine Absicht desto besser zu erreichen, habe ich bisweilen von dem Menschen ganz abstrahirt, urd mir ein Subjekt vorgestellt, das gar keiner andren Art der Gewahrnehmungen fähig wäre, als allein der äußren Empfindungen und der Ideen davon, weil ich glaubte, daß diese Einschränkung meines Gegenstandes, es mir erleichtern würde, dasjenige in den Beschaffenheiten und der Natur des Menschen desto besser abzusondern, was wirklich keine ganz reine Empfindung in ihm mehr ist. Wenn ich nun das alles zusammen nehme, was ich auf diesem Wege, von den Beschaffenheiten solcher Subjekte gefunden habe, so dünkt mich, ich hätte, ohne geradezu die Absicht gehabt zu haben, zugleich die Natur und die eigentliche Beschaffenheit der Thiere erklärt; wovon ich jedoch das Urtheil dem Kenner überlassen muß.

Die Natur geht in allen Stücken so einfach zu Werke, und braucht um die mannichfaltigsten Erscheinungen hervorzubringen so wenig Zurüstungen, daß man die Art, wie sie wirkt, und ihre Absichten noch am sichersten erräth, wenn man das Glück hat, auf den einfachsten Weg zu verfallen. Die Natur hat auch noch das Besondre, daß man nicht leicht in einem ihrer Werke irgend etwas, auf eine richtige Art auflösen, oder davon absondern wird, was sich wirklich auf eine reelle Art von einander absondern läßt, ohne zugleich in der Leiter ihrer Werke, wo keine Stuffe unbesetzt ist, auf irgend eine Gattung wirklicher Wesen zu stossen, die gerade das sind, was durch die Absonderung gefunden ist. Und das ist dann die Bestätigung, daß wir auf eine richtige Art zu Werke gegangen sind.

Das Resultat meiner Untersuchungen ist mit dem einerley, was Reimarus in seinen vortreflichen Betrachtungen über die Triebe der Thiere herausgebracht hat, ungeachtet wir beyde auf ganz verschiedenen Wegen dahin gelangt sind. Er findet eben die Beschaffenheiten in den Thieren, die ich in den Subjekten antreffe, die bloß reine äußre Empfindungen haben können, und deren Thätigkeit, sich nur allein diesen gemäß zu äußren vermag. Ich gieng von bejahenden Bestimmungen zu bejahenden; Er zuweilen von verneinenden zu verneinenden. Uebrigens gehört es nicht zu meiner Absicht, jedwede merkwürdige Beschaffenheit einzelner Thierarten zu erklären, weil ich den Menschen allein zu meinem Gegenstande genommen hatte, dessen thierische Natur in diesem Bande erklärt worden. Inzwischen bin ich es doch versichert, daß die Eigenschaften

aller

aller Arten der Thiere, allein aus den reinen äußren Empfindungen und Gefühlen hergeleitet, und begreiflich gemacht werden können, zumal, wenn dabey mit in Erwägung gezogen wird, auf wie vielerley Art und Weise, die Empfindungen und die Thätigkeit derselben, nach der Anzahl und den besondren Beschaffenheiten ihrer Sinne, nach der Bauart ihres Körpers, und den Trieben, die demselben gemäß sind, und endlich nach der Art und Weise, wie sie leben und sich ernähren müssen, verändert, und auf unzähliche Weise bestimmt werden können.

Ende des dritten Theils.